試験問題作成に関する手引き 第**4**章

マンガとやさしく言い換えでよくわかる！

薬機法暗記帳

村松早織（株式会社東京マキア代表）

医薬品登録販売者試験
絶対合格！

JN047520

Ⓖ Kinpodo

目次

第3章 医薬品の販売業の許可 ·································· 87

はじめに

　第4章は、第3章の次に学習に困っている受験生が多い章です。本書の漫画の主人公であるマコちゃんがボヤいている通り、第4章は法律に関する項目ですので、法律独特の言い回しや言葉が難しく、なかなか頭に入ってこないという相談を受験生からよく受けます。中には第4章の学習を始めてから、自分の読解力のなさにガッカリする方もいるようです。

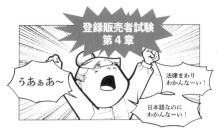

（本書 X ページより）

　でも心配は無用です。本書では、とっつきにくい第4章の内容を漫画で学んだり、呪文のような文章を簡単な言い回しに変えたりして、理解をスムーズにしています。また、なぜその法律が存在しているのかが分かると第4章の内容が身近になりますので、条文が盛り込まれたきっかけや理由についてもできるだけ記載するようにしました。第4章は文章を読み解く作業さえ完了すれば、もう攻略したも同然ですよ。

　勉強中はあまりピンとこないかもしれませんが、実際に働き始めると、第4章の内容はかなり重要であることが分かります。なぜなら管理者や管理代行者になるためには、第4章の知識がかかせないからです。店舗運営に問題があれば、業務停止処分などにも繋がってしまうため、第4章の学習は避けては通れない知識なのです。

　だからこそ、後々皆さんが困らないようにしたいという想いで、本書を書き上げました。皆さんと同じ登録販売者試験の受験生であるマコちゃんと一緒に、ぜひ合格への大きな一歩を踏み出しましょう！

試験項目と問題数

全部で 120 問出題されます。スケジュールは、午前・午後で各 120 分、計 4 時間です。

章	試験項目	問題数
第 1 章	医薬品に共通する特性と基本的な知識	20 問
第 2 章	人体の働きと医薬品	20 問
第 3 章	主な医薬品とその作用	40 問
第 4 章	薬事に関する法規と制度	20 問
第 5 章	医薬品の適正使用と安全対策	20 問

出題範囲

厚生労働省が定める「試験問題作成に関する手引き（令和 5 年 4 月）」から出題されます。したがって、本書はその内容に準拠しています。

https://www.mhlw.go.jp/stf/seisakunitsuite/bunya/0000082537.html

（右の QR コードからも確認することができます）

「試験問題作成に関する手引き」は略して「手引き」と呼ばれるため、本書でもそのように記載しています。手引きは適宜、最新情報へと更新されますが、最近では大きな修正が令和 4 年 3 月に、小さな修正が令和 5 年 4 月にありました。したがって、過去問を解くと、今学習している内容と異なる内容で出題されていることもありますので、注意してください。もし今後、手引きの変更などがあった際には、金芳堂の WEB ページで本書の改訂箇所についてお知らせします。

なお、手引きの更新による修正箇所については、上記の厚生労働省のページの「（参考）令和 4 年 3 月版からの修正履歴入り」で確認することができます。また、株式会社東京マキアが運営する「ドラッグストアノート .com」というページでも修正箇所についてまとめています。ぜひチェックしてくださいね。

合格基準

　総出題数（120 問）に対する正答率が7割以上（84点以上）の場合で、試験項目ごとの出題数に対する正答率が一定割合以上の場合に合格とされます。

ブロック

　登録販売者試験は全国を数ブロックに分けて行われ、ブロックごとに同じ試験問題となっています。

【令和4年に行われた試験のブロック】

北海道・東北ブロック	北海道　青森県　岩手県　宮城県　秋田県　山形県　福島県
関東・甲信越ブロック	茨城県　栃木県　群馬県　新潟県　山梨県　長野県
首都圏ブロック	東京都　神奈川県　千葉県　埼玉県
北陸・東海ブロック	富山県　石川県　静岡県　愛知県　岐阜県　三重県
関西広域連合ブロック	大阪府　京都府　兵庫県　滋賀県　和歌山県　徳島県　福井県
奈良ブロック	奈良県
中国・四国ブロック	鳥取県　島根県　岡山県　広島県　山口県　香川県 高知県　愛媛県
九州・沖縄ブロック	福岡県　大分県　宮崎県　佐賀県　長崎県 熊本県　鹿児島県　沖縄県

登場人物

ヤッピー

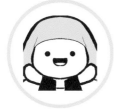

薬の王国からやってきた、薬機法の伝道師。

マコちゃん

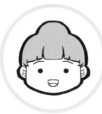

登録販売者試験の受験生。ドラッグストアで働きながら勉強をしているが、第4章に苦戦中。

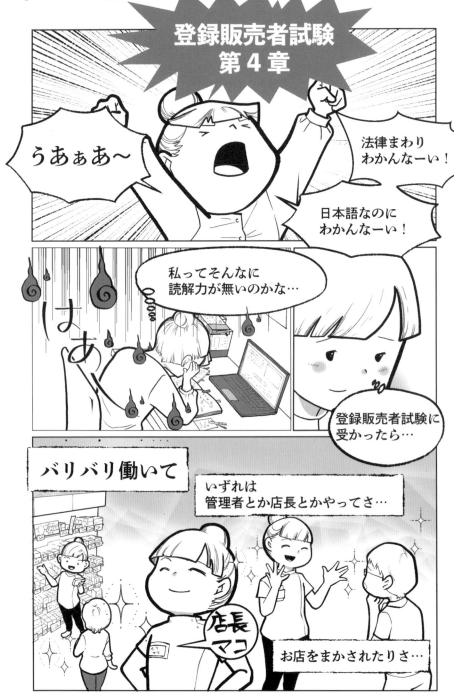

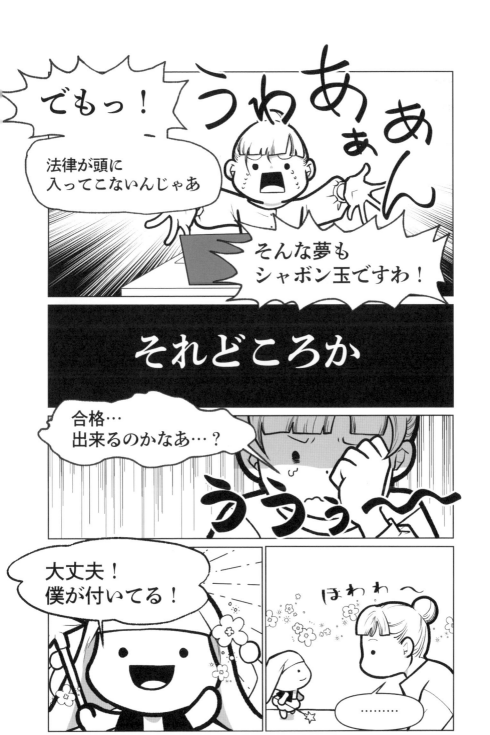

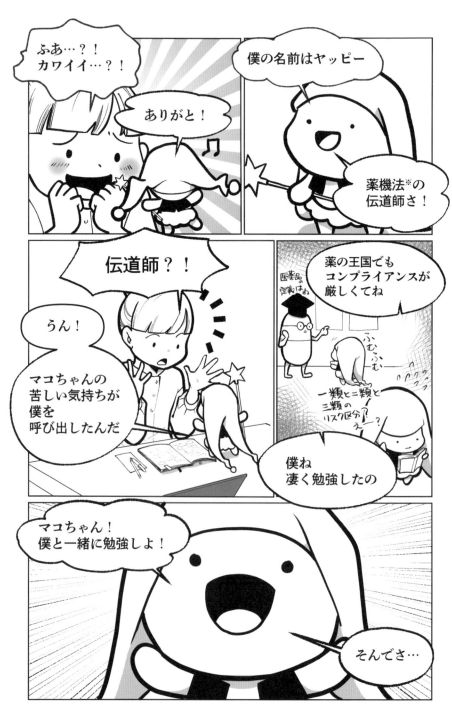

※薬機法：「医薬品、医療機器等の品質、有効性及び安全性の確保等に関する法律」のこと。
「医薬品医療機器等法」と略されることもある

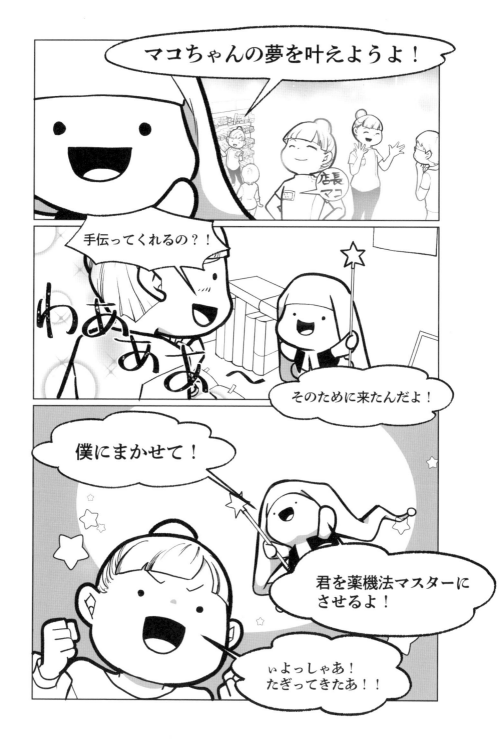

本書の使い方

　章扉など、新しい内容が始まるページには、マコちゃんとヤッピーの漫画や会話を入れ、何について学ぶのかを把握しやすい構成にしています。

---

❶ 許可の種類と許可行為の範囲

■プロローグ：薬を売るための色々な業態

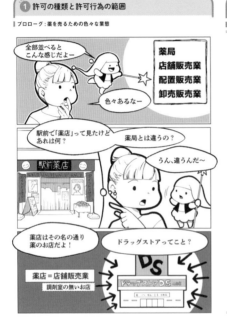

---

❷ 薬局

■プロローグ：「薬局開設者」と「薬局の管理者」の違い

- 「薬局開設者」と「薬局の管理者」って何が違うの？
- 確かにわかりにくいね。まず、「薬局開設者」は、「薬局を新たに始める者」のことだから、その薬局のオーナー、つまり「経営者」なんだ。
- 社長さんみたいなイメージ？
- そうだね。でも実際には、「薬局開設者」は、法人の場合も個人の場合もあるんだ。だから、薬局開設許可証の「氏名」の部分には、法人名が入る場合も個人名が入る場合もあるよ。

```
[薬局開設許可証の例]

許可番号○○○
      薬局開設許可証
氏名　株式会社○○

薬局の名称　○○薬局
薬局の所在地

○○区保健所長　佐藤　花子
有効期限○○
```

- それと、「薬局開設者」は、帳簿や業務手順書の準備など、薬局の経営に関する業務を担うよ。だから薬剤師でなくても OK。
- つまり、登録販売者も「薬局開設者」になれるってことだね。
- その通り。次に、「薬局の管理者」は、「薬局を実地に管理する者」のことだから、店舗の責任者をイメージしてみて。
- うんうん。
- 「薬局の管理者」は、従業員の監督や医薬品の管理など、薬局の管理に関する業務を担うんだ。そうすると、そこで取り扱う医薬品について一番詳しい専門家がいいよね。
- なるほど！　だから「薬局の管理者」は薬剤師じゃないといけないんだ。

攻略したものに入れる
チェック欄

頻出度：次項参照。また、巻末に頻
出項目ランキングも掲載しています。

やさしく解説：手
引きの文章の理解
の仕方や覚え方、
実務での活かし方
について記載して
います。補助的な
説明ですので、試
験においては暗記
する必要はありま
せん。

手引きの文章：試
験で出題される記
述であり、最も大
事な部分です。

やさしく言い換
え：第4章特有の
難しい言葉を、分
かりやすい表現に
置き換えて説明し
ています。

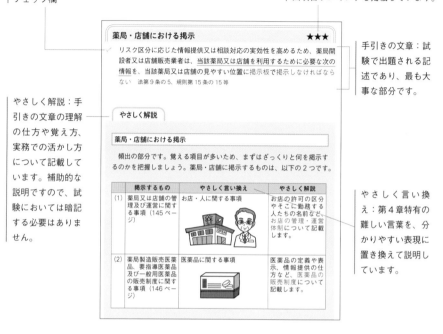

頻出度について

　頻出度は、2020〜2022年に行われた全ブロックの登録販売者試験（出題
内容が同一のものを除外した全26試験について）をもとに算出しました。算
出の方法は、第4章の内容を64項目に分け、各問題の記述が当てはまる項目
へと1つ1つ振り分けています。

　61回以上出題されている　　：★★★
　36回〜60回出題されている：★★
　16回〜35回出題されている：★
　15回以下の出題である　　　：—

序章

▌プロローグ：法律って難解！

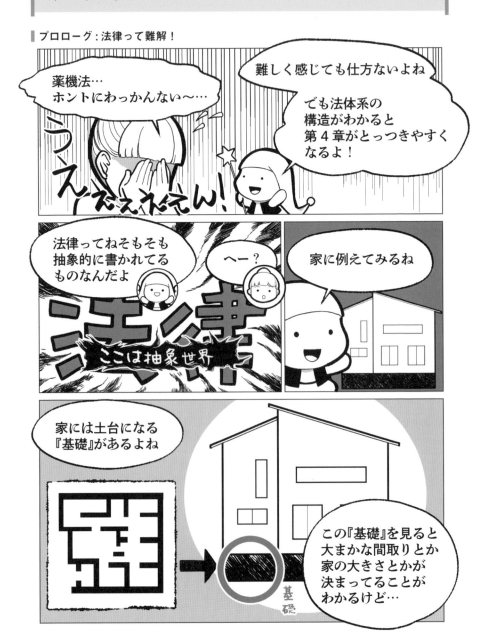

薬機法…
ホントにわっかんない～…

難しく感じても仕方ないよね

でも法体系の
構造がわかると
第4章がとっつきやすく
なるよ！

うんうんえんえん！

法律ってねそもそも
抽象的に書かれてる
ものなんだよ

へー？

法律
ここは抽象世界

家に例えてみるね

家には土台になる
『基礎』があるよね

基礎

この『基礎』を見ると
大まかな間取りとか
家の大きさとかが
決まってることが
わかるけど…

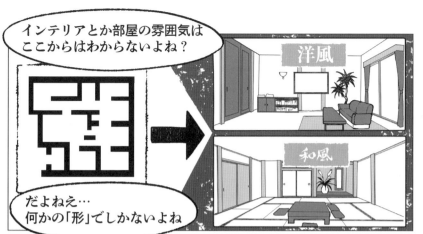

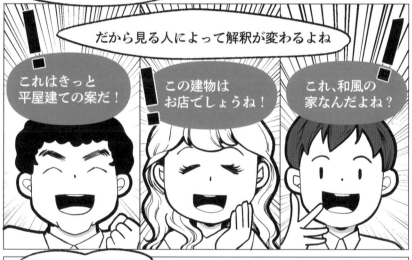

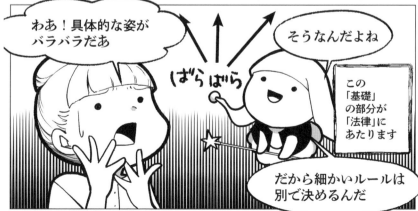

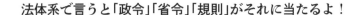

法体系で言うと「政令」「省令」「規則」がそれに当たるよ！

「政令」「省令」「規則」は時代に合わせて
細かく変更して使いやすくしてるよ

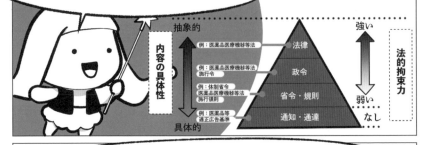

家だって家族の変化に合わせて家具を変えてゆくよね

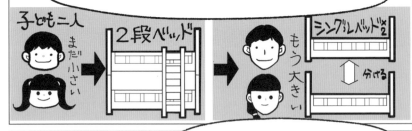

【制定機関】
法律：国会
政令：内閣
省令・規則
：省庁（厚生労働省など）

国会は組織自体が大きいもんね

時代に合わせて
こまめに形を変えるには
動き辛いかも…

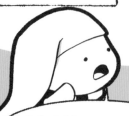

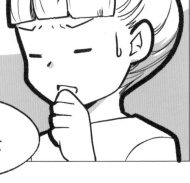

そうなんだ
だから大きなルールと
小さなルールを分けて作って
対応してるんだよ

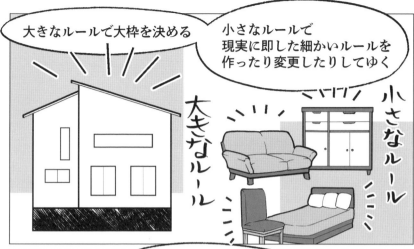

大きなルールで大枠を決める

小さなルールで
現実に即した細かいルールを
作ったり変更したりしてゆく

大きなルール

小さなルール

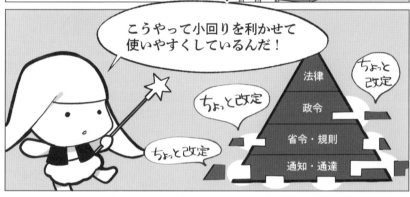

こうやって小回りを利かせて
使いやすくしているんだ！

法律

政令

省令・規則

通知・通達

ちょっと改定

ちょっと改定

ちょっと改定

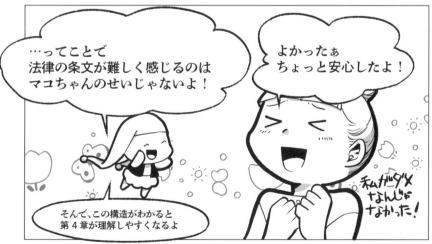

…ってことで
法律の条文が難しく感じるのは
マコちゃんのせいじゃないよ！

よかったぁ
ちょっと安心したよ！

そんで、この構造がわかると
第4章が理解しやすくなるよ

私がダメ
なんじゃ
なかった！

法律、政令、省令・規則の違い

第4章では、法律や政令、省令・規則、通知・通達など、様々な言葉が出てきます。これらの法体系は、いわばピラミッド型をしています。

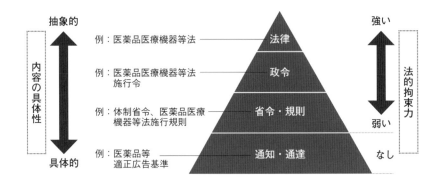

まず、第4章の学習でメインとなる法律は、医薬品、医療機器等の品質、有効性及び安全性の確保等に関する法律です。この法律は、略して医薬品医療機器等法や薬機法と呼ばれます。その下に位置する政令の例としては、医薬品医療機器等法施行令があります。政令は、法律の具体化が必要な部分を補います。さらにその下には省令や規則があり、より詳細な部分を明確にしています。

このように、法律は制度の大元となるルールを定めており、政令や省令などは法律の条文だけでは不十分な細かい部分を補っています。

〈関係条文の確認方法〉

手引きの根拠となっている各条文は、ネットで簡単に閲覧できます。例えば、本書で「法第1条」と書かれている場合、下記1の「法律」の「第1条」を確認します。ただし、条文の番号を問う出題はないので、番号を覚える必要はありません。

1. 医薬品、医療機器等の品質、有効性及び安全性の確保等に関する法律（昭和35年法律第145号）

   本書での記載：「法」第〇条

   https://elaws.e-gov.go.jp/document?lawid=335AC0000000145

2．医薬品、医療機器等の品質、有効性及び安全性の確保等に関する法律施行規則（昭和 36 年厚生省令第 1 号）

　　　本書での記載：「規則」第○条

　　　https://elaws.e-gov.go.jp/document?lawid=

　　　336M50000100001_20220520_504M60000100084

3．薬局等構造設備規則（昭和 36 年厚生省令第 2 号）

　　　本書での記載：「構造設備規則」第○条

　　　https://elaws.e-gov.go.jp/document?lawid=

　　　336M50000100002_20210801_503M60000100015

4．薬局並びに店舗販売業及び配置販売業の業務を行う体制を定める省令（昭和 39 年厚生省令第 3 号）

　　　本書での記載：「体制省令」第○条

　　　https://elaws.e-gov.go.jp/document?lawid=

　　　339M50000100003_20220328_504M60000100043

法律用語の解説

（1）許可・承認・届出

　第 4 章の試験では、ある行為を行うにあたって、許可や承認が必要なのか、それとも届出が必要なのかを問う出題があります。許可と承認は規制が強く、届出はそれよりも規制が弱いです。つまり、ある行為を行う際に、許可・承認はハードルが高く、届出はハードルが低いイメージを持つとよいでしょう。

分類	意味	規制の強さ
許可	法令などで禁止されている行為を、特定の条件を満たした場合にやってもよいと、行政機関が禁止を解除するもの	強い
承認	ある行為について、行政機関に認めてもらうこと	強い
届出	行政機関に知らせるもので、行政庁は原則として記載事項を確認し、受理するにとどまるもの	弱い

（2）製造業・製造販売業・販売業

　これらの許可は名前が似ていますが、それぞれ別の業態です。ひっかけ問題として出題されるので、注意しましょう。別の業態ということは、つまり、それぞれの許可の範囲内の行為のみを行うことができるということです。

　特にその役割を誤解されやすいのが「製造販売業」です。製造販売業は、製品を初めて市場に出荷する業態であり、製品の流通責任を負います。以前は製造販売業の許可がなく、製品流通後の責任は「製造業」が負っていました。しかし、1つの製品に関わる製造業が多数あるため、責任の所在が曖昧でした。これを解決するために誕生したのが製造販売業です。

分類	意味	詳細
製造業	原料の混合や充填、包装への法定表示事項の表示など、製造行為を行う業態	●工場をイメージするとよい ●製造業と製造販売業は、それぞれ独立した業態なので、決められた許可行為のみを行うことができる
製造販売業	製品を出荷し上市（※）する業態で、製造販売業者はその製品の責任者となる	●メーカーをイメージするとよい ●医薬品、医薬部外品、化粧品を製造販売する場合、いずれも製造販売業の許可が必要である
販売業	商品を業として小売する業態	●ドラッグストアなどをイメージするとよい ●医薬品を販売する場合、薬局もしくは3種類の販売業（店舗販売業、配置販売業、卸売販売業）のうち、いずれかの許可が必要である。医薬部外品や化粧品を販売する場合、販売業の許可は必要ない

※上市：新しい商品やサービスを市場に出すこと

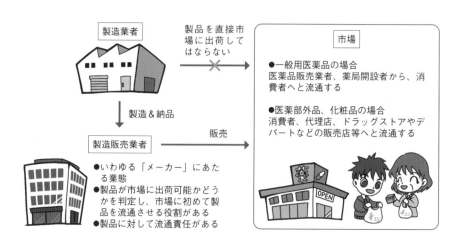

第1章

医薬品、医療機器等の品質、
有効性及び安全性の
確保等に関する法律の目的等

■プロローグ：薬機法の規制対象

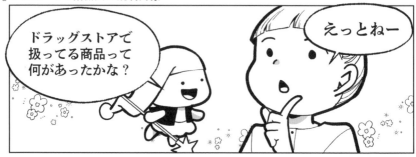

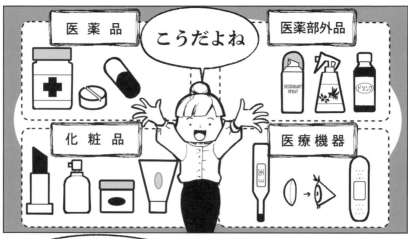

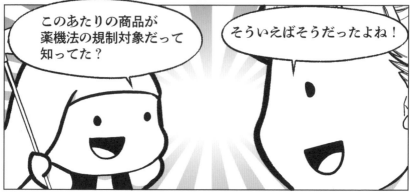

薬機法の規制対象としては
他にも

再生医療等製品

指定薬物

もあるよ！

これは細胞を培養して
体の欠損部を
修復・再生する製品のことだよ

再生医療等製品

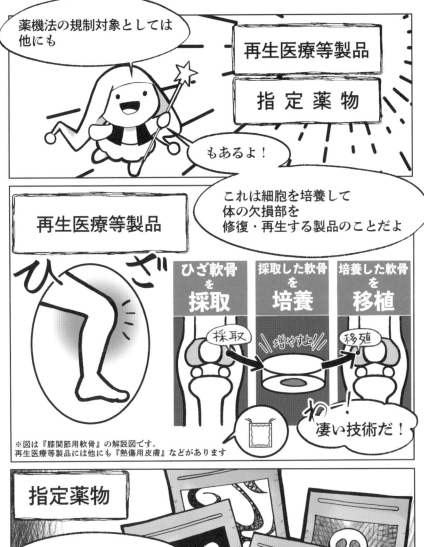

ひざ軟骨を採取

採取した軟骨を培養

培養した軟骨を移植

採取

増やすよ！

移殖

わ〜！

凄い技術だ！

※図は『膝関節用軟骨』の解説図です。
再生医療等製品には他にも『熱傷用皮膚』などがあります

指定薬物

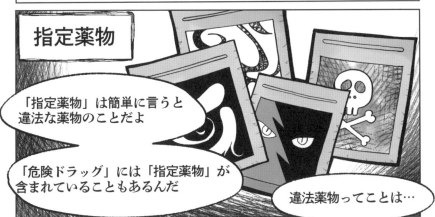

「指定薬物」は簡単に言うと
違法な薬物のことだよ

「危険ドラッグ」には「指定薬物」が
含まれていることもあるんだ

違法薬物ってことは…

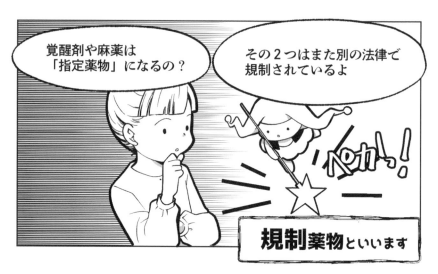

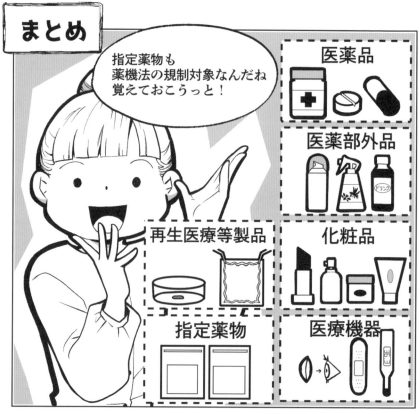

医薬品医療機器等法の目的 ★★

✓ 一般用医薬品の販売に関連する法令のうち、最も重要な法令は医薬品、医療機器等の品質、有効性及び安全性の確保等に関する法律（略：医薬品医療機器等法、薬機法）である

✓ 医薬品医療機器等法の目的については、法第1条において、次のように規定されている
「この法律は、医薬品、医薬部外品、化粧品、医療機器及び再生医療等製品の品質、有効性及び安全性の確保並びにこれらの使用による保健衛生上の危害の発生及び拡大の防止のために必要な規制を行うとともに、指定薬物の規制に関する措置を講ずるほか、医療上特にその必要性が高い医薬品、医療機器及び再生医療等製品の研究開発の促進のために必要な措置を講ずることにより、保健衛生の向上を図ることを目的とする」

やさしく解説

医薬品医療機器等法の目的

医薬品医療機器等法の目的は、以下の通りです。

品質・有効性・安全性の確保　　指定薬物の規制　　研究開発の促進

医薬品等関連事業者等の責務

〈**医薬品等関連事業者の責務**〉 法第 1 条の 4

✓ 医薬品等の製造販売、製造、販売、貸与若しくは修理を業として行う者、薬局開設者又は病院、診療所若しくは飼育動物診療施設の開設者は、その相互間の情報交換を行うことその他の必要な措置を講ずることにより、医薬品等の品質、有効性及び安全性の確保並びにこれらの使用による保健衛生上の危害の発生及び拡大の防止に努めなければならない

〈**医薬関係者の責務**〉

✓ 医師、歯科医師、薬剤師、獣医師その他の医薬関係者は、医薬品等の有効性及び安全性その他これらの適正な使用に関する知識と理解を深めるとともに、これらの使用の対象者及びこれらを購入し、又は譲り受けようとする者に対し、これらの適正な使用に関する事項に関する正確かつ適切な情報の提供に努めなければならない 法第 1 条の 5 第 1 項

✓ 登録販売者は、購入者等に対して正確かつ適切な情報提供が行えるよう、日々最新の情報の入手、自らの研鑽に努める必要がある

✓ 薬局開設者、店舗販売業者又は配置販売業者は、その薬局、店舗又は区域において業務に従事する登録販売者に対し、厚生労働省大臣に届出を行った者（研修実施機関）が行う研修を毎年度受講させなければならない 規則第 15 条の 11 の 3 他

やさしく解説

登録販売者の責務

適切な情報提供　最新情報の入手と自己研鑽

  → 研修受講の
必要性

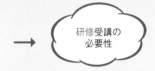

研修について

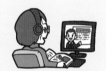

　「研修」とは「継続的研修」のことであり、「外部研修」と呼ばれることもあります。多くの場合、勤務先が指定した研修実施機関の講義を受講することになりますが、個人で好きなものを選んで受講するよう指示されることもあります。研修実施機関によってその内容はさまざまですので、ぜひおもしろそうなものを選んでみてくださいね。

　なお、継続的研修は、登録販売者個人に課せられた義務ではなく、登録販売者を雇用している企業側に課せられた義務です。しかしながら、継続的研修の受講は登録販売者の管理者要件にも関わってきます（106ページ）。積極的に受講するようにしましょう。

〈国民の役割〉　法第1条の6

✓　国民は、医薬品等を適正に使用するとともに、これらの有効性及び安全性に関する知識と理解を深めるよう努めなければならない

■ プロローグ：販売従事登録

😀 ：試験に合格した後、登録販売者として働くには、販売従事登録をしないといけないよ。

😊 ：えっ！　合格したらすぐに登録販売者として働けるわけじゃないの？

😀 ：そう思うよね。でも勤務する店舗の住所地の都道府県で販売従事登録をしてから、ようやく登録販売者としての勤務がスタートするんだよ。

😊 ：となると、まずはどこかで勤務していないといけないんだね。私は今、都内のドラッグストアで働いているから、東京都で登録するってことか。

😀 ：そうなるね。登録するときは、申請書以外にも一緒に提出する書類があるよ。

> ・合格通知書
> ・戸籍謄本
> ・医師の診断書（必要な人のみ）
> ・雇用契約書の写し（申請者が薬局開設者又は医薬品の販売業者でないとき）

😊 ：たくさんあるね。

😀 ：診断書は、以前はみんな必要だったけど、原則不要になったよ。でも、「精神の機能の障害により業務を適正に行うに当たって必要な認知、判断及び意思疎通を適切に行うことができないおそれがある者」に当てはまる場合には必要なんだ。

😊 ：なんでその場合だけ必要なの？

😀 ：申請書には欠格条項というのがいくつあって、さっき言った「精神機能の障害」に関するものは、そのうちの１つなんだ。でも診断書を一緒に提出することで、登録可能と判断される場合もあるんだよ。

😊 ：なるほど！　客観的な判断材料になるってことだね。

登録販売者　★★★

〈登録販売者〉

- ✓ 登録販売者は、「法第 36 条の 8 第 2 項の登録を受けた者をいう」と規定されている　法第 4 条第 5 項第 1 号

やさしく解説

| 法第 36 条の 8 第 2 項の登録とは |

販売従事登録のことを示しており、条文は次の通りです。

- ✓ 一般用医薬品の販売又は授与に従事しようとする者がそれに必要な資質を有することを確認するために都道府県知事が行う試験に合格した者であって、医薬品の販売又は授与に従事しようとするものは、都道府県知事の登録を受けなければならない　法第 36 条の 8 第 2 項

- ✓ 申請者が法第 5 条第 3 号に該当する場合は、その登録を受けることができない　法第 36 条の 8 第 3 項

やさしく解説

| 法第 5 条第 3 号とは |

欠格条項のことです。申請者が以下の欠格条項のいずれかに該当する場合は、その登録を受けることができないとされています。

- イ　第七十五条第一項の規定により許可を取り消され、取消しの日から三年を経過していない者
- ロ　第七十五条の二第一項の規定により登録を取り消され、取消しの日から三年を経過していない者
- ハ　禁錮以上の刑に処せられ、その執行を終わり、又は執行を受けることがなくなった後、三年を経過していない者

ニ　イからハまでに該当する者を除くほか、この法律、麻薬及び向精神薬取締法、毒物及び劇物取締法その他薬事に関する法令で政令で定めるもの又はこれに基づく処分に違反し、その違反行為があつた日から二年を経過していない者

ホ　麻薬、大麻、あへん又は覚醒剤の中毒者

ヘ　心身の障害により販売従事者の業務を適正に行うことができない者として厚生労働省令で定めるもの

ト　販売従事者の業務を適切に行うことができる知識及び経験を有すると認められない者

✓　この都道府県知事が行う試験の受験に当たっては、一定の学歴や実務経験を要することとされていたが、実務経験の不正証明などの事案を受け、平成27年度以降の試験においては、この受験資格を撤廃し、管理者又は管理代行者となる登録販売者に一定の実務・業務経験が必要とされた

やさしく解説

受験資格の撤廃

　以前は登録販売者試験を受けるための受験資格（学歴・実務経験）がありましたが、不正証明があったため撤廃されました。その代わりに、管理者要件として実務・業務経験が必要になりました（106ページ）。

〈販売従事登録〉　規則第159条の7

✓　1　販売従事登録を受けようとする者は、様式第八十六の二による申請書（見本：20ページ）を医薬品の販売又は授与に従事する薬局又は医薬品の販売業の店舗の所在地の都道府県知事（配置販売業にあっては、配置しようとする区域をその区域に含む都道府県の知事）に提出しなければならない

✓　2　申請書には、次に掲げる書類を添えなければならない

	申請書に添える書類	やさしく言い換え
一	✓申請者が登録販売者試験に合格したことを証する書類	合格通知書
二	✓申請者の戸籍謄本、戸籍抄本、戸籍記載事項証明書又は本籍の記載のある住民票の写し若しくは住民票記載事項証明書（登録販売者試験の申請時から氏名又は本籍に変更があつた者については、戸籍謄本、戸籍抄本又は戸籍記載事項証明書、日本国籍を有していない者については、住民票の写し又は住民票記載事項証明書）	戸籍謄本など
三	✓申請者が精神の機能の障害により業務を適正に行うに当たって必要な認知、判断及び意思疎通を適切に行うことができないおそれがある者である場合は、当該申請者に係る精神の機能の障害に関する医師の診断書	診断書
四	✓雇用契約書の写しその他薬局開設者又は医薬品の販売業者の申請者に対する使用関係を証する書類（申請者が薬局開設者又は医薬品の販売業者でない場合（※））	雇用契約書の写し

※申請者が薬局開設者又は医薬品の販売業者である場合、別の書類の添付を求められる

✓ 3 二以上の都道府県において販売従事登録を受けようと申請した者は、当該申請を行った都道府県知事のうちいずれか一の都道府県知事の登録のみを受けることができる

✓ 4 法第三十六条の八第三項において準用する法第五条第三号「ヘ」の厚生労働省令で定める者は、精神の機能の障害により登録販売者の業務を適正に行うに当たって必要な認知、判断及び意思疎通を適切に行うことができない者とする

> やさしく解説

法第五条第三号「ヘ」の厚生労働省令で定める者とは

「法第5条第3号」とは欠格条項のことであり、そのうちの「ヘ」には「厚生労働省令で定める者」という言葉が出てきます（18ページ）。この「厚生労働省令で定める者」とは、上記「4」の文章の赤字部分に該当する者のことを指しています。

販売従事登録申請書の見本

販売従事者登録申請書

申　請　者　の　氏　名	ふりがな	
申請者の本籍地都道府県名		
申　請　者　の　生　年　月　日	昭和 平成	年・　月　　日
申　請　者　の　性　別	男　・　女	

<table>
<tr><td rowspan="7">申請者の欠格条項</td><td>(1)</td><td>法第75条第1項の規定により許可を取り消され、取消しの日から3年を経過していない者</td><td></td></tr>
<tr><td>(2)</td><td>法第75条の2第1項の規定により登録を取り消され、取消しの日から3年を経過していない者</td><td></td></tr>
<tr><td>(3)</td><td>禁錮以上の刑に処せられ、その執行を終わり、又は執行を受けることがなくなつた後、3年を経過していない者</td><td></td></tr>
<tr><td>(4)</td><td>法、麻薬及び向精神薬取締法、毒物及び劇物取締法その他薬事に関する法令で政令で定めるもの又はこれに基づく処分に違反し、その違反行為があつた日から2年を経過していない者</td><td></td></tr>
<tr><td>(5)</td><td>麻薬、大麻、あへん又は覚醒剤の中毒者</td><td></td></tr>
<tr><td>(6)</td><td>精神の機能の障害により販売従事者の業務を適正に行うに当たつて必要な認知、判断及び意思疎通を適切に行うことができない者</td><td></td></tr>
<tr><td>(7)</td><td>販売従事者の業務を適切に行うことができる知識及び経験を有すると認められない者</td><td></td></tr>
</table>

備　　　　　　考	

上記により、販売従事登録を申請します。

　　　年　　月　　日

　　　　　　　　　　　　　　　（〒　　－　　　）
　　　　　　申　請　者　住　所

　　　　　　申　請　者　氏　名
　　　　　　連絡先電話番号（　　）　　　－

○　○　知　事　殿

〈登録販売者名簿への登録事項〉

✓ 販売従事登録を行うため、都道府県に登録販売者名簿を備え、次に掲げる事項を登録する　規則第159条の8第1項

一	✓登録番号及び登録年月日
二	✓本籍地都道府県名（日本国籍を有していない者については、その国籍）、氏名、生年月日及び性別
三	✓登録販売者試験合格の年月及び試験施行地都道府県名
四	✓その他、適正に医薬品を販売するに足るものであることを確認するために都道府県知事が必要と認める事項

> 住所は含まれないので注意！

✓ 都道府県知事は、販売従事登録を行ったときは、当該販売従事登録を受けた者に対して、登録証を交付しなければならない　規則第159条の8第2項

〈登録事項の変更〉　規則第159条の9

✓ 登録販売者は、規則第159条の8第1項の登録事項に変更を生じたときは、30日以内に、その旨を届けなければならない

✓ 届出をするには、変更届に届出の原因たる事実を証する書類を添え、登録を受けた都道府県知事に提出しなければならない

〈登録事項の消除〉　規則第159条の10第1項・第2項・第4項

	消除などが必要な場合	対応
第1項	✓登録販売者が一般用医薬品の販売・授与に従事しなくなったとき	30日以内に、登録販売者名簿の登録の消除を申請しなければならない
第2項	✓登録販売者が死亡したとき、又は失踪の宣告を受けたとき	戸籍法による死亡又は失踪の届出義務者は、30日以内に、登録販売者名簿の登録の消除を申請しなければならない
第4項	✓登録販売者が精神の機能の障害を有する状態となり業務の継続が著しく困難になったとき	遅滞なく、登録を受けた都道府県知事にその旨を届け出る

〈都道府県知事による登録の消除〉　規則第159条の10第5項

✓ 都道府県知事は、登録販売者が次の各号のいずれかに該当する場合には、その登録を消除しなければならない

	消除が必要な場合	やさしく言い換え
一	✓第一項又は第二項の規定による申請がされ、又は、登録販売者が死亡し、若しくは失踪の宣告を受けたことが確認されたとき	〈登録事項の消除〉の第1項と第2項の規定（21ページ）による申請が確認されたとき、または、登録販売者の死亡や失踪の宣告を受けたことが確認されたとき
二	✓法第五条第三号イからトまでのいずれかに該当するに至つたとき	欠格条項（17ページ）のいずれかに該当したとき
三	✓偽りその他不正の手段により販売従事登録を受けたことが判明したとき	偽りや不正手段により販売従事登録を受けたことが判明したとき

第2章

医薬品の分類・取扱い等

プロローグ：医薬品の定義

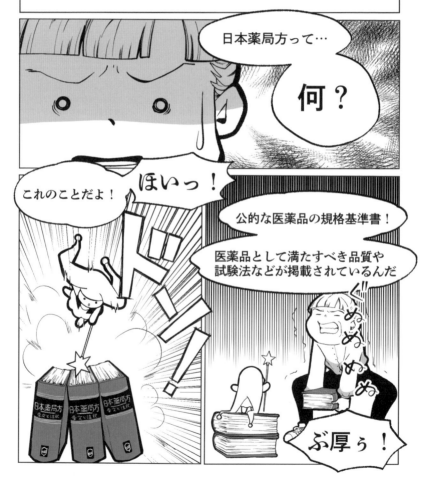

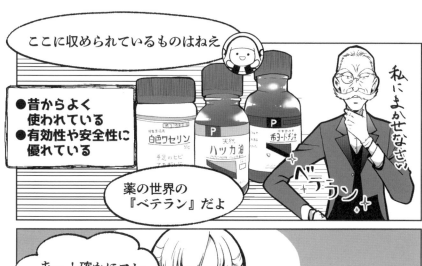

ここに収められているものはねえ

● 昔からよく
　使われている
● 有効性や安全性に
　優れている

薬の世界の
『ベテラン』だよ

私にまかせなさい

ベテラン

あー！確かにコレ
見たことある！

「日本薬局方」
って書かれてるやつ！

これらの医薬品は容器に
「日本薬局方」
の文字を書かなければ
いけません

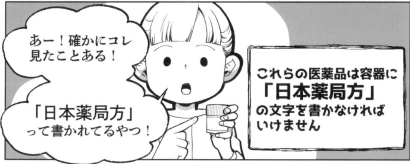

医薬品の定義②
病気の診断や
治療・予防に使われるもの

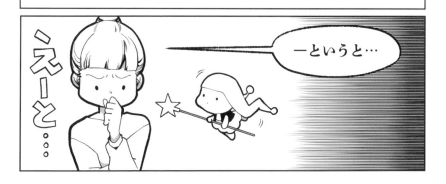

ーというと…

ネーと…

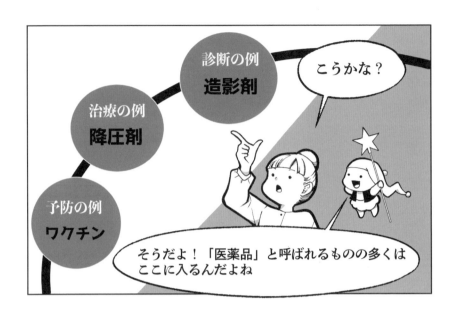

医薬品の定義③
人の体の構造や機能に影響を及ぼすもの

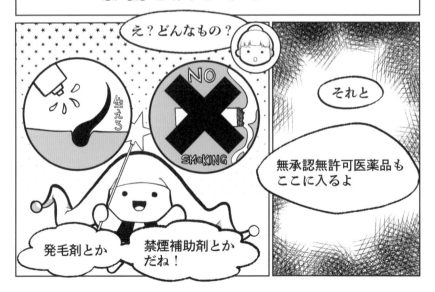

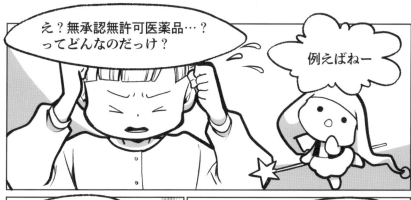

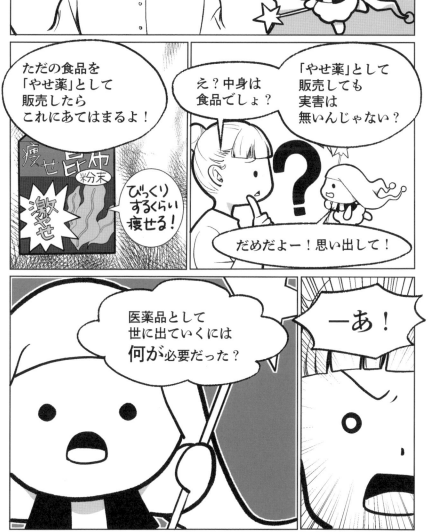

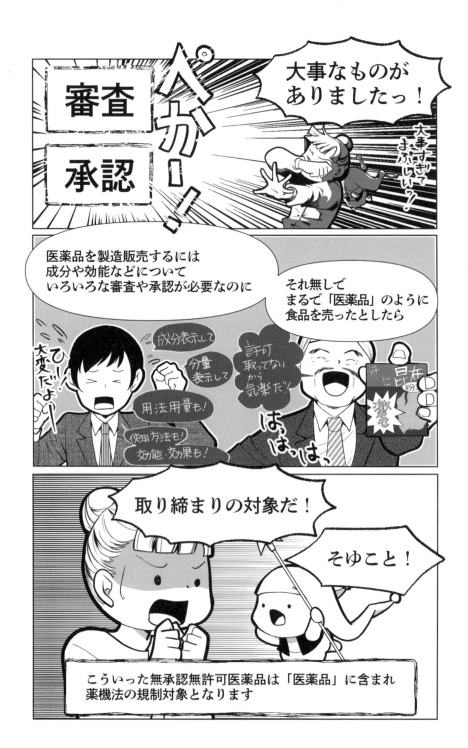

医薬品の定義 ★

✓ 医薬品の定義は、法第2条第1項において次のように規定されている

	医薬品の定義	やさしく言い換え
一	✓日本薬局方に収められている物	日本薬局方に収載されている物
二	✓人又は動物の疾病の診断、治療又は予防に使用されることが目的とされている物であつて、機械器具等（機械器具、歯科材料、医療用品、衛生用品並びにプログラム《電子計算機に対する指令であって、一の結果を得ることができるように組み合わされたものをいう。以下同じ》及びこれを記録した記録媒体をいう。以下同じ）でないもの（医薬部外品及び再生医療等製品を除く）	疾病の診断・治療・予防に使用される物で、機械器具等でないもの
三	✓人又は動物の身体の構造又は機能に影響を及ぼすことが目的とされている物であつて、機械器具等でないもの（医薬部外品、化粧品及び再生医療等製品を除く）	身体の構造・機能に影響を及ぼす物で、機械器具等でないもの

医薬品の定義の補足 ★★

〈医薬品の定義「一」について〉

✓ 日本薬局方（日局）とは、厚生労働大臣が医薬品の性状及び品質の適正を図るため、薬事・食品衛生審議会の意見を聴いて、保健医療上重要な医薬品（有効性及び安全性に優れ、医療上の必要性が高く、国内外で広く使用されているもの）について、必要な規格・基準及び標準的試験法等を定めたものである　法第41条第1項

✓ 厚生労働大臣は、少なくとも十年ごとに日本薬局方の全面にわたって薬事・食品衛生審議会の検討が行われるように、その改定について薬事・食品衛生審議会に諮問しなければならない　法第41条第2項

✓ 日局に収載されている医薬品の中には、一般用医薬品として販売されている、又は一般用医薬品の中に配合されているものも少なくない

日本薬局方とは

　厚生労働大臣が薬事・食品衛生審議会の意見を聴いて定める公定文書です。

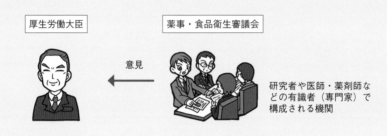

厚生労働大臣　　　　　薬事・食品衛生審議会

意見

研究者や医師・薬剤師などの有識者（専門家）で構成される機関

〈医薬品の定義「二」について〉

✓　社会通念上いわゆる医薬品と認識される物の多くがこれに該当する

✓　検査薬や殺虫剤、器具用消毒薬のように、人の身体に直接使用されない医薬品も含まれる

人の身体に直接使用されない医薬品の例

検査薬　　　　　　殺虫剤　　　　　　器具用消毒薬

〈医薬品の定義「三」について〉

✓ 人の身体の構造又は機能に影響を及ぼすことが目的とされている物のうち、「一」及び「二」に規定されているもの以外のものが含まれる

✓ これに該当するものとしては、「やせ薬」を標榜（ぼう）したもの等、「無承認無許可医薬品」が含まれる

やさしく解説

無承認無許可医薬品の例 ※詳細は75ページへ

医薬品としての承認を受けていないにも関わらず、医薬品的な効能・効果を謳って販売されている製品や、いわゆる健康食品に医薬品成分が含まれている製品などを指します。

製造業・製造販売業の許可、医薬品の審査・承認 　一

✓ 医薬品は、厚生労働大臣により「製造業」の許可を受けた者でなければ製造をしてはならないとされており、厚生労働大臣により「製造販売業」の許可を受けた者でなければ製造販売をしてはならないとされている　法第13条第1項、法第12条第1項

✓ 医薬品は、品目ごとに、品質、有効性及び安全性について審査等を受け、その製造販売について厚生労働大臣の承認を受けたものでなければならない　法第14条、法第19条の2

✓ 必要な承認を受けずに製造販売された医薬品の販売等は禁止されている　法第55条第2項

不正表示医薬品、不良医薬品の販売等の禁止 ★

〈不正表示医薬品、不良医薬品〉

✓ 製造販売元の製薬企業、製造業者のみならず、薬局及び医薬品の販売業に
おいても、不正表示医薬品は販売し、授与し、又は販売若しくは授与の目
的で貯蔵し、若しくは陳列してはならない　法第55条第1項

✓ 摸造に係る医薬品及び次に掲げる不良医薬品は、販売し、授与し、又は販
売若しくは授与の目的で製造し、輸入し、貯蔵し、若しくは陳列してはな
らない　法第55条の2、第56条

	不良医薬品の種類
a	日本薬局方に収められている医薬品であって、その性状、品質が日本薬局方で定める基準に適合しないもの
b	体外診断用医薬品（法第41条第3項等）であって、その性状、品質又は性能がその基準に適合しないもの
c	承認を受けた医薬品（法第14条等）又は認証を受けた体外診断用医薬品（第23条の2の23等）であって、その成分若しくは分量又は性状、品質若しくは性能がその承認又は認証の内容と異なるもの
d	厚生労働大臣が基準を定めて指定した医薬品（法第14条第1項等）であって、その成分若しくは分量（成分が不明のものにあっては、その本質又は製造方法）又は性状又は品質若しくは性能がその基準に適合しないもの
e	基準が定められた医薬品（法第42条第1項）であって、その基準に適合しないもの
f	その全部又は一部が不潔な物質又は変質若しくは変敗した物質から成っている医薬品
g	異物が混入し、又は付着している医薬品
h	病原微生物その他疾病の原因となるものにより汚染され、又は汚染されているおそれがある医薬品
i	着色のみを目的として、厚生労働省令で定めるタール色素以外のタール色素が使用されている医薬品

〈その他、販売等が禁止されている医薬品〉

✓ 次に該当する医薬品も、販売し、授与し、又は販売若しくは授与の目的で製造し、輸入し、若しくは陳列してはならない　法第57条

	販売等が禁止されている医薬品の種類	やさしく言い換え
a	医薬品は、その全部若しくは一部が有毒若しくは有害な物質からなっているためにその医薬品を保健衛生上危険なものにするおそれがある物とともに収められている	有毒・有害な物質からなる物とともに収められている
b	医薬品は、その全部若しくは一部が有毒若しくは有害な物質からなっているためにその医薬品を保健衛生上危険なものにするおそれがある容器若しくは被包に収められている	有毒・有害な物質からなる容器・被包に収められている
c	医薬品の容器又は被包は、その医薬品の使用方法を誤らせやすい	容器・被包が適正な使用方法を妨げている

✓ これらの規定については、製造販売元の製薬企業、製造業者のみならず、薬局及び医薬品の販売業においても適用されるものであり、販売又は授与のため陳列がなされる際に適正な品質が保たれるよう十分留意される必要がある

② 医薬品の区分

プロローグ：要指導医薬品って一体何？

👧 ：要指導医薬品は薬剤師さんが対面で情報提供と指導をするもので、インターネット販売もできないんだよね。なんで要指導医薬品だけ特別扱いなの？

🐥 ：要指導医薬品は、一般用医薬品としての経験が浅くて、取り扱いに注意が必要だからだよ。

👧 ：まだ歩き出したばかりの赤ちゃんみたいな感じ？

🐥 ：そんな感じ！　具体的には、スイッチOTC医薬品 ^(※) やダイレクトOTC医薬品が含まれるんだ。

👧 ：あ〜聞いたことがあるよ！　スイッチOTC医薬品は、医療用医薬品から一般用医薬品にスイッチしたもの、ダイレクトOTC医薬品は、ダイレクトに一般用医薬品になったものだよね。

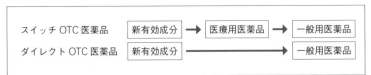

🐥 ：その通り。もう少し詳しく言うと、これらの医薬品は、まずは要指導医薬品に指定されて、決められた期間を経て一般用医薬品になるんだ。なので、スイッチOTC医薬品やダイレクトOTC医薬品としての期間が短いものを、特に「スイッチ直後品目」「ダイレクト直後品目」と呼ぶよ。

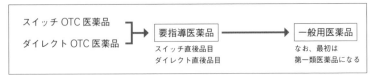

👧 ：なるほどねー！　要指導医薬品の立ち位置がよく分からなかったけど、これでなんとなく理解したよ！

※ OTC医薬品：OTCは「Over The Counter（カウンター越しの）」の略で、OTC医薬品とは要指導医薬品と一般用医薬品のことを指す

一般用医薬品・要指導医薬品の定義

〈一般用医薬品の定義〉 法第4条第5項第4号

✓ 医薬品のうち、その効能及び効果において人体に対する作用が著しくない
ものであって、薬剤師その他の医薬関係者から提供された情報に基づく需
要者の選択により使用されることが目的とされているもの（要指導医薬品
を除く）

〈要指導医薬品の定義〉 法第4条第5項第3号

✓ 次のイからニまでに掲げる医薬品（専ら動物のために使用されることが目
的とされているものを除く）のうち、その効能及び効果において人体に対
する作用が著しくないものであつて、薬剤師その他の医薬関係者から提供
された情報に基づく需要者の選択により使用されることが目的とされるも
のであり、かつ、その適正な使用のために薬剤師の対面による情報の提供
及び薬学的知見に基づく指導が行われることが必要なものとして、厚生労
働大臣が薬事・食品衛生審議会の意見を聴いて指定するものをいう

	要指導医薬品の種類	やさしく言い換え
イ	✓その製造販売の承認の申請に際して第14条第11項に該当するとされた医薬品（※）であつて、当該申請に係る承認を受けてから厚生労働省令で定める期間を経過しないもの	新医薬品であって、承認を受けてから所定の期間を経過しないもの →つまり、以下のものを言う ①再審査のための調査期間が経過していないダイレクトOTC医薬品（＝ダイレクト直後品目） ②製造販売後の安全性調査期間が経過していないスイッチOTC医薬品（＝スイッチ直後品目）
ロ	✓その製造販売の承認の申請に際してイに掲げる医薬品と有効成分、分量、用法、用量、効能、効果等が同一性を有すると認められた医薬品であって、当該申請に係る承認を受けてから厚生労働省令で定める期間を経過しないもの	追っかけ新医薬品（新医薬品と同じ有効成分の医薬品）であって、承認を受けてから安全性を評価する期間を経過しないもの →つまり、以下のものを言う ①追っかけダイレクト直後品目 ②追っかけスイッチ直後品目
ハ	✓第44条第1項に規定する毒薬	毒薬
ニ	✓第44条第2項に規定する劇薬	劇薬

※第14条第11項に該当するとされた医薬品：既に製造販売の承認を与えられている医薬品と有効成分、分量、用法、用量、効能、効果等が明らかに異なるとされた医薬品。つまり「新医薬品」のこと

✓ 「イ」に該当する要指導医薬品の詳細は、以下の通りである

	「イ」に該当する要指導医薬品	やさしく言い換え
①	✓ 既存の医薬品と明らかに異なる有効成分が配合されたもの	ダイレクト OTC 医薬品 →新有効成分が一般用医薬品としてダイレクトに（直接）承認されたもの
②	✓ 医療用医薬品において使用されていた有効成分が初めて配合されたもの	スイッチ OTC 医薬品 →医療用医薬品から一般用医薬品にスイッチ（転用）されたもの

〈要指導医薬品の調査期間〉

✓ 要指導医薬品は、次に掲げる期間を経過し、薬事・食品衛生審議会において、一般用医薬品として取り扱うことが適切であると認められたものについては、一般用医薬品に分類される

	調査期間	やさしく言い換え
(a)	✓ 「イ」に該当する要指導医薬品　　規則第7条の2第1項 ①法第14条の4第1項第1号（※1）に規定する新医薬品→法第14条の4第1項第1号に規定する調査期間 ②法第79条第1項（※2）の規定に基づき、製造販売の承認の条件として当該承認を受けた者に対し製造販売後の安全性に関する調査を実施する義務が課せられている医薬品→製造販売の承認の条件として付された調査期間	「イ」に該当する要指導医薬品 ①ダイレクト OTC 医薬品→通常4年から8年 ②スイッチ OTC 医薬品→約3年
(b)	✓ 「ロ」に該当する要指導医薬品　　規則第7条の2第2項 →当該要指導医薬品と有効成分、分量、用法、用量、効能、効果等が同一性を有すると認められた（a）の要指導医薬品に係る①又は②の期間の満了日までの期間	「ロ」に該当する要指導医薬品（追っかけ新医薬品）→同一性を有する（a）の要指導医薬品に係る期間の満了日までの期間
※1　法第14条の4：新医薬品等の再審査に関する規定 ※2　法第79条：許可等の条件に関する規定		

やさしく解説

「イ」に該当する要指導医薬品について

「イ」の項目は、「第〇条〇項に該当する医薬品」といった遠回しな表現ばかりで理解しにくいですが、これはつまり「ダイレクト OTC 医薬品」や「スイッチ OTC 医薬品」のことを示しています。

手引きにおいては、第一類医薬品の項目で初めてこれらの言葉が出てくるので、それらの詳細については 47 ページを参照してください。

それらの詳細については 47 ページを参照してください。

要指導医薬品と一般用医薬品の違い

　要指導医薬品は、法律上、本来は一般用医薬品に分類されるものです。しかしその特性から、薬剤師の対面による情報提供と指導が必要と判断されるものについては、要指導医薬品として指定されます。なお、要指導医薬品は、OTC医薬品のインターネット販売解禁時にできた区分であり、特定販売ができないことも、一般用医薬品との大きな違いです。

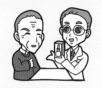

対面

一般用医薬品・要指導医薬品と医療用医薬品との比較 ★★

	一般用医薬品・要指導医薬品	医療用医薬品
目的	✓薬剤師その他の医薬関係者から提供された情報に基づく需要者の選択により使用される	✓医師・歯科医師によって使用され、又はこれらの者の処方箋若しくは指示によって使用される
使用方法	✓注射等の侵襲性の高い使用方法は用いられていない ✓人体に直接使用されない検査薬も、検体の採取に身体への直接のリスクを伴うもの（例：血液を検体とするもの）は認められていない	（手引きに記載なし）
用量	✓あらかじめ定められた用量に基づき、適正使用することによって効果を期待する	✓診察後、患者の容態に合わせて処方量を決めて交付する
効能効果の表現	✓一般の生活者が判断できる症状（例：胃痛、胸やけ、むかつき、もたれ）で示されている	✓診断疾患名（例：胃炎、胃・十二指腸潰瘍）で示されている
対象疾患	✓医療機関を受診するほどではない体調不良や疾病の初期段階で使用される ✓医師の診療によらなければ一般に治癒が期待できない疾患（例：がん、心臓病）に対する効能効果は認められていない	（手引きに記載なし）

販売における規制の違い ー

✓ 店舗販売業は、一般用医薬品及び要指導医薬品以外の医薬品の販売等は認められていない　法第27条

✓ 配置販売業は、一般用医薬品（経年変化が起こりにくいことその他の厚生労働大臣の定める基準に適合するものに限る）以外の医薬品の販売は認められていない　法第31条

✓ 医療用医薬品の販売は、薬局及び卸売販売業者に限られる

✓ 卸売販売業者は、店舗販売業者に対し、一般用医薬品及び要指導医薬品以外の医薬品を、配置販売業者に対し、一般用医薬品以外の医薬品を販売又は授与してはならない　規則第158条の2

まとめ

販売可能な医薬品の違い

	医療用医薬品	要指導医薬品	一般用医薬品
薬局	○	○	○
店舗販売業	×	○	○
配置販売業	×	×	○（配置販売品目基準に適合するもの）
卸売販売業	○	○	○

3 毒薬・劇薬と生物由来製品

プロローグ：毒薬・劇薬には何がある？

　：毒薬か劇薬で要指導医薬品の商品があるって聞いたけど、本当？

　：劇薬で要指導医薬品の商品としては、ED（勃起不全）に使われる「ガラナポーン」があるよ。

　：そうなんだ！　見てみたいなぁ。

　：医療用医薬品の場合、もっと色々な種類の毒薬・劇薬があるよ。毒薬は抗がん剤など一部に限られるけど、劇薬はたくさんあって、マコちゃんが知ってるアセトアミノフェンも、1回服用量が500mgを超えると劇薬扱いなんだ。

　：意外に身近なんだね。毒薬・劇薬って、毒物・劇物とは別モノなの？

　：全く別だよ。毒物・劇物は、「毒物及び劇物取締法」で規制されるもので、医薬品・医薬部外品以外のものを指すんだ。毒物には青酸カリや水銀、劇物には塩酸や硫酸などがあるよ。

　：あー！　学校の実験で扱った記憶があるよ。

　：確かにそうかもしれないね。

　：毒薬・劇薬は、14歳未満の者への販売が禁止されているよね。毒物・劇物の販売にも年齢制限はあるの？

　：毒物・劇物は、18歳未満の者には販売できないよ。登録販売者試験では毒物・劇物は範囲外だけど、毒薬・劇薬の販売について、「14歳未満」を「18歳未満」に変えたひっかけ問題がよく出てくるから気を付けてね。

　　　：生物由来製品にはどんなものがあるのか知ってる？

　　　：それがよくわからないの。生物由来製品は、植物由来の原料を
　　　　使った医薬品も含むの？

　　　：含まないよ。生物由来製品は、植物を除く、人や生物に由来す
　　　　るものを原料にして作られる医薬品などのうち、特に感染症の
　　　　発生リスクのあるものが指定されるんだ。

　　　：感染症の発生リスクか。う〜ん……、どんなものだろう？ ワク
　　　　チンとか、血液製剤とかは？

　　　：さすがマコちゃん！　登録販売者試験の手引きの第1章で HIV
　　　　訴訟について学ばなかった？

　　　：確か、血友病の患者さんが、HIV の混入した血液凝固因子製剤
　　　　を投与されて HIV に感染してしまったんだよね。そこに繋がっ
　　　　てるのか！

　　　：HIV 訴訟は、生物由来製品による感染等被害救済制度の創設の
　　　　契機にもなったんだ。

　　　：ところで一般用医薬品や要指導医薬品の中にも、生物由来製品
　　　　はあるの？

　　　：ゼラチンとか乳酸菌とか、生物由来の原材料が用いられている
　　　　ものはあるけれど、今のところ、生物由来製品に指定されてい
　　　　るものはないよ。

　　　：そうすると、登録販売者が生物由来製品を販売する機会はない
　　　　んだね。

毒薬・劇薬 ★★★

〈毒薬・劇薬の指定〉

- ✓ 毒薬とは、毒性が強いものとして厚生労働大臣が薬事・食品衛生審議会の意見を聴いて指定する医薬品をいう　法第44条第1項

- ✓ 劇薬とは、劇性が強いものとして厚生労働大臣が薬事・食品衛生審議会の意見を聴いて指定する医薬品をいう　法第44条第2項

- ✓ 毒薬及び劇薬は、単に毒性、劇性が強いものだけでなく、薬効が期待される摂取量（薬用量）と中毒のおそれがある摂取量（中毒量）が接近しており安全域が狭いため、その取扱いに注意を要するもの等が指定され、販売は元より、貯蔵及びその取り扱いは、他の医薬品と区別されている

- ✓ 毒薬又は劇薬は、要指導医薬品に該当することはあるが、現在のところ、毒薬又は劇薬で、一般用医薬品のものはない

やさしく解説

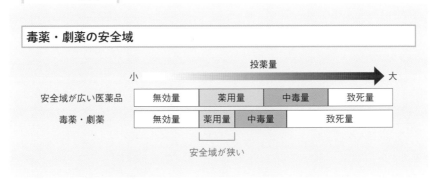

毒薬・劇薬の安全域

〈毒薬・劇薬の貯蔵・陳列〉　法第48条第1項・第2項

- ✓ 業務上毒薬又は劇薬を取り扱う者（薬局開設者又は医薬品の販売業者）は、それらを他の物と区別して貯蔵、陳列しなければならない

- ✓ 毒薬を貯蔵、陳列する場所については、かぎを施さなければならない

〈毒薬・劇薬の容器・被包への記載〉　法第44条第1項・第2項

✓ 毒薬については、それを収める直接の容器又は被包（以下、容器等）に、黒地に白枠、白字をもって、当該医薬品の品名及び「毒」の文字が記載されていなければならない

✓ 劇薬については、容器等に白地に赤枠、赤字をもって、当該医薬品の品名及び「劇」の文字が記載されていなければならない

まとめ

毒薬と劇薬の違い

	毒薬	劇薬
定義	✓ 毒性が強いものとして厚生労働大臣が薬事・食品衛生審議会の意見を聴いて指定する医薬品	✓ 劇性が強いものとして厚生労働大臣が薬事・食品衛生審議会の意見を聴いて指定する医薬品
貯蔵・陳列方法	✓ 他の物と区別して貯蔵、陳列しなければならない ✓ 貯蔵、陳列する場所にかぎを施さなければならない	✓ 他の物と区別して貯蔵、陳列しなければならない ✓ かぎについては規定なし
直接の容器等への法定表示	✓ 黒地に白枠、白字をもって、当該医薬品の品名及び「毒」の文字　毒	✓ 白地に赤枠、赤字をもって、当該医薬品の品名及び「劇」の文字　劇

やさしく解説

毒薬・劇薬の記載の覚え方

毒薬：「ドクロの旗」を思い浮かべて、「黒地」に「白字」と覚えます。

劇薬：「日本の国旗」を思い浮かべて、「白地」に「赤字」と覚えます。

骨は白

日の丸は赤

〈毒薬・劇薬の交付〉

✓ 毒薬又は劇薬を、14歳未満の者その他安全な取扱いに不安のある者に交付することは禁止されている。「安全な取扱いに不安がある者」とは、「睡眠薬の乱用」「不当使用」等が懸念される購入希望者等を指す　法第47条

✓ 毒薬又は劇薬を、一般の生活者に対して販売又は譲渡する際には、当該医薬品を譲り受ける者から、①品名、②数量、③使用目的、④譲渡年月日、⑤譲受人の氏名・住所・職業が記入され、⑥署名又は記名押印された文書の交付を受けなければならない　法第46条第1項、規則第205条

やさしく解説

文書の交付

譲受書の交付

譲渡人（薬局開設者など） ← → 譲受人（一般の生活者）

毒薬・劇薬の譲受書の見本

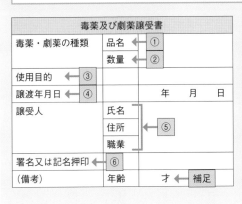

毒薬及び劇薬譲受書		
毒薬・劇薬の種類	品名 ← ①	
	数量 ← ②	
使用目的 ③		
譲渡年月日 ← ④		年　　月　　日
譲受人	氏名	
	住所 ← ⑤	
	職業	
署名又は記名押印 ⑥		
（備考）	年齢	才 ← 補足

● 譲受書の見本の中の数字は上記の文章内の数字と連動しています。

● 補足：年齢や生年月日は記載事項にはなっていませんが、毒薬・劇薬は14歳未満の者への販売が禁止されているため、実務では記載することがあります。試験でもひっかけ問題としてよく出題されるので、注意が必要です。

〈**毒薬・劇薬の開封販売の制限**〉　法第 45 条

✓ 毒薬又は劇薬については、店舗管理者が薬剤師である店舗販売業者及び医薬品営業所管理者が薬剤師である卸売販売業者以外の医薬品の販売業者は、開封して、販売等してはならない

> ## やさしく解説
>
> ### 毒薬・劇薬を開封販売できる医薬品の販売業者
>
> | 店舗販売業者 | 卸売販売業者 |
> |---|---|
>
>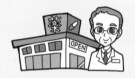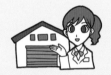
>
> 店舗管理者：薬剤師　　　医薬品営業所管理者：薬剤師

生物由来製品　★★

〈**生物由来製品の定義**〉　法第 2 条第 10 項

✓ 人その他の生物（植物を除く）に由来するものを原料又は材料として製造（小分けを含む）をされる医薬品、医薬部外品、化粧品又は医療機器のうち、保健衛生上特別の注意を要するものとして、厚生労働大臣が薬事・食品衛生審議会の意見を聴いて指定するもの

〈**生物由来製品の指定**〉

✓ 生物由来製品は、製品の使用による感染症の発生リスクに着目して指定されており、生物由来の原材料（有効成分に限らない）が用いられているものであっても、現在の科学的知見において、感染症の発生リスクの蓋然性（※）が極めて低いものについては、指定の対象とならない

※蓋然性：ある物事や事象が実現するか否かの度合い。「確率」のこと

✓ 一般用医薬品又は要指導医薬品においても、生物由来の原材料が用いられているものがあるが、現在のところ、生物由来製品として指定された一般用医薬品又は要指導医薬品はない。医薬部外品、化粧品も同様である

やさしく解説

生物由来製品の指定

生物由来製品は、製品ごとの感染症の発生リスクに応じて指定されます。つまり、生物由来の原材料が使われていても、感染症の発生リスクが低いと判断されれば、生物由来製品として指定されません。

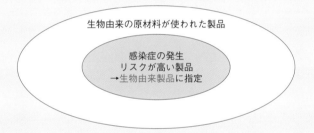

生物由来製品として指定されたものが含まれる分類

現在のところ、医薬品（一般用医薬品・要指導医薬品を除く）と医療機器のみです。再生医療等製品は、そもそも生物由来製品の指定の対象になっていません（44 ページ〈生物由来製品の定義〉参照）。

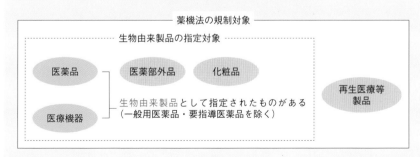

④ 一般用医薬品のリスク区分

▌プロローグ：点眼薬（血管収縮成分を含む製品）のリスク区分

😊：昨日、第3章の点眼薬について勉強をしてたんだけど、血管収縮成分を連用していると、異常なまぶしさを感じたり、かえって充血を招くことがあるんだって。

😊：おぉ、えらい！　確かに血管収縮成分には、連用リスクがあるよね。

😊：でも、ドラッグストアには点眼薬がすごくたくさんあるでしょ。あの中から血管収縮成分の入っていないものを探すのって大変だな〜と思ってさ。

😊：この場合であれば、よい方法があるよ。血管収縮成分の「ナファゾリン」や「テトラヒドロゾリン」を含む製品は、今のところ、「第二類医薬品」に指定されているんだ。だから、「第三類医薬品」の点眼薬には、それらの成分が入っていないよ。

😊：なるほど！　それはわかりやすいね。その製品に含まれる有効成分によってリスク区分が決まっているんだね。

😊：そうなんだ。ただ、リスク区分は「目安」にはなるけれど、実務では一概に「リスク区分が低いほど安全」とも言い切れないよ。今の事例ではうまくいっても、実際にはこんなに単純ではないから注意してね。

😊：え〜、そうなの？

😊：例えば、最新の医薬情報をもとに、リスク区分をもう少し上げた方がいいのでは？　と考えられる成分もあるんだ。もちろん、その逆のパターンもね。

😊：そうなんだ……。登録販売者が常に最新の知識を取り入れないといけない理由は、こういうところにあるよね。

😊：だから、必要に応じてリスク区分が変更されることもあるんだよ！

一般用医薬品のリスク区分

〈一般用医薬品のリスク区分〉 法第36条の7第1項

✓ 一般用医薬品は、その保健衛生上のリスクに応じて、次のように区分される

リスク区分	保健衛生上のリスク	詳細
第一類医薬品	特に高い	✓その副作用等により日常生活に支障を来す程度の健康被害が生ずるおそれがある医薬品のうちその使用に関し特に注意が必要なものとして厚生労働大臣が指定するもの ✓その製造販売の承認の申請に際して第14条第11項に該当するとされた医薬品（※1）であつて当該申請に係る承認を受けてから厚生労働省令で定める期間（※2）を経過しないもの
第二類医薬品	比較的高い	✓その副作用等により日常生活に支障を来す程度の健康被害が生ずるおそれがある医薬品（第一類医薬品を除く）であって厚生労働大臣が指定するもの ✓第二類医薬品のうち、「特別の注意を要するものとして厚生労働大臣が指定するもの」を「指定第二類医薬品」としている
第三類医薬品	比較的低い	✓第一類医薬品及び第二類医薬品以外の一般用医薬品 ✓日常生活に支障を来す程度ではないが、副作用等により身体の変調・不調が起こるおそれはある

〈第一類医薬品の「第14条第11項に該当するとされた医薬品（上の表の※1）」〉

✓ スイッチOTC医薬品、ダイレクトOTC医薬品のことであり、既存の要指導医薬品及び一般用医薬品と有効成分、分量、用法用量、効能効果等が明らかに異なるもののうち、一般用医薬品とされた医薬品である

✓ これらは一般用医薬品としての使用経験が少なく、より慎重に取り扱われる必要がある

ダイレクト OTC 医薬品とスイッチ OTC 医薬品の違い

● ダイレクト OTC 医薬品：新有効成分が一般用医薬品としてダイレクトに（直接）承認されたもの

● スイッチ OTC 医薬品：医療用医薬品から一般用医薬品にスイッチ（転用）されたもの

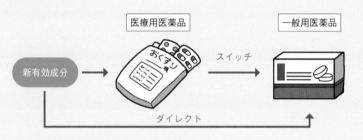

要指導医薬品と第一類医薬品の関係性

　第一類医薬品の規定にある「第 14 条第 11 項に該当するとされた医薬品」は、要指導医薬品の分類「イ」に該当する医薬品（35 ページ）と同じです。つまり、どちらもスイッチ OTC 医薬品・ダイレクト OTC 医薬品のことを意味します。これはなぜかというと、ダイレクト OTC 医薬品・スイッチ OTC 医薬品は、法律上は「第一類医薬品」に分類されるからです。しかしその中で、薬剤師の対面による指導が必要と判断されるものについては、厚生労働大臣に要指導医薬品として指定されます。

　法律上の仕組みは今お話しした通りですが、実際には初めは全て要指導医薬品に指定されます。従って、第一類医薬品に移行するまでの実際の流れは、以下の通りです。

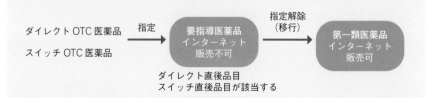

〈第一類医薬品の「厚生労働省令で定める期間 (47ページの表の※2)」〉

	概要	厚生労働省令で定める期間
スイッチOTC医薬品	✓医療用医薬品において使用されていた有効成分を一般用医薬品において初めて配合したもの	✓製造販売後の安全性調査期間（原則3年間）に1年を加えた期間 ✓要指導医薬品として指定されたものについては、要指導医薬品から第一類医薬品に移行してから原則1年間
ダイレクトOTC医薬品	✓既存の医薬品と明らかに異なる有効成分が配合されたもの	✓再審査期間（原則4年～8年間。延長が行われたときは、その延長後の期間）に1年を加えた期間

やさしく解説

要指導医薬品・第一類医薬品の調査期間

スイッチOTC医薬品の場合、通常、以下の流れで区分が移行します。

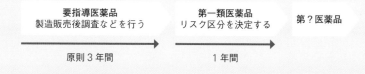

要指導医薬品 製造販売後調査などを行う	第一類医薬品 リスク区分を決定する	第？医薬品
原則3年間	1年間	

リスク区分の指定・変更

✓ 第一類医薬品及び第二類医薬品を指定する告示が公布され、その後随時改定されている

✓ 厚生労働大臣による第一類医薬品、第二類医薬品の指定は、一般用医薬品に配合されている成分又はその使用目的等に着目してなされている

✓ 一般用医薬品の製造販売を行う製薬企業において、購入者等がそのリスクの程度について判別しやすいよう、各製品の外箱等に、当該医薬品が分類されたリスク区分ごとに定められた事項を記載することが義務付けられている

✓ 厚生労働大臣は、第一類医薬品又は第二類医薬品の指定に資するよう医薬品に関する情報の収集に努めるとともに、必要に応じてこれらの指定を変更しなければならない　法第36条の7第2項

✓ 第一類医薬品、第二類医薬品又は第三類医薬品への分類については、安全性に関する新たな知見や副作用の発生状況等を踏まえ、適宜見直しが図られている。例えば、新たに一般用医薬品となった医薬品は、承認後の一定期間、第一類医薬品に分類されるが、その間の副作用の発生や適正使用の状況等に関する情報を収集し、それらを評価した結果に基づいて、第一類医薬品、第二類医薬品又は第三類医薬品に分類される

✓ 第三類医薬品に分類されている医薬品について、日常生活に支障を来す程度の副作用を生じるおそれがあることが明らかとなった場合には、第一類医薬品又は第二類医薬品に分類が変更されることもある

やさしく解説

リスク区分の変更

　一般用医薬品のリスク区分は、一度決定したらそのままではなく、安全性に関する新たな知見や副作用の発生状況などを踏まえ、適宜見直されます。

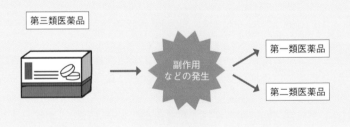

5 容器・外箱等、添付文書等への記載事項

▌プロローグ：医薬品の容器・外箱に書いてあること

👧：医薬品の容器や外箱の「法定表示事項」に関する問題を解いて
いて、疑問に思ったことがあるの。

🙂：何だろう？

👧：OTC医薬品の容器や外箱には、効能・効果も書いてあるでしょ
う？ なのに、それは「法定表示事項」ではないって……。

🙂：確かに、よくあるひっかけ問題だね！ 医薬品の容器や外箱の
記載には、大きく分けて以下の2つのルールがあるんだ。

> ①法定表示事項（52ページ）
> ②記載禁止事項（57ページ）

簡単に言うと、①は、「必ず記載しなくてはならないこと」で、
②は「記載してはならないこと」だよ。そしてマコちゃんが言っ
てくれた効能・効果などは、①の法定表示事項ではないけれど、
「記載しても問題のないもの」なんだ。ただし、②の記載禁止事
項に該当しないように注意が必要だよ。

👧：なるほど……、実際の商品に書いてあることが、全て法定表示
事項ってわけではないんだね。

🙂：その通り。でも、もし外箱に効能・効果などが書いていなかっ
たら、お客様も僕たちも不便だよね。

👧：うんうん、私もそう思う。

容器・外箱等への記載事項

〈容器・外箱等への記載事項〉

✓ 医薬品は、その直接の容器又は被包に必要な事項が記載されていなければならない　法第50条

✓ 毒薬又は劇薬についても、必要な表示が義務付けられている（42ページ）
　法第44条第1項・第2項

✓ 医薬品の容器等が小売りのために包装されている場合において、上記の各規定に基づく容器等への記載が、外部の容器又は被包を透かして容易に見ることができないときには、その外箱等にも同様の事項が記載されていなければならない　法第51条

やさしく解説

容器・外箱等への記載事項

　外箱に入れると直接の容器の記載が見えなくなる製品では、外箱にも必要事項を書きます。

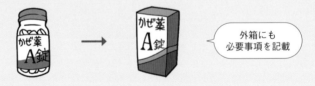

外箱にも必要事項を記載

✓ 通常、法第44条第1項及び第2項、第50条並びに第51条の規定に基づく記載を総称して法定表示といい、各記載事項を法定表示事項という

〈直接の容器等への法定表示事項〉

	法定表示事項	やさしく解説
(a)	製造販売業者等の氏名又は名称及び住所	製造販売業者とは、製薬メーカーのことである
(b)	名称（日局に収載されている医薬品では日局において定められた名称、また、その他の医薬品で一般的名称があるものではその一般的名称）	名称とは、販売名のことである
(c)	製造番号又は製造記号	ロット番号とも言う。製品に関して何か不具合が起こった時などに、流通先を追跡するのに必要である
(d)	重量、容量又は個数等の内容量	—
(e)	日局に収載されている医薬品については「日本薬局方」の文字等	日局とは、日本薬局方（29ページ）のことである
(f)	「要指導医薬品」の文字	—
(g)	一般用医薬品のリスク区分を示す字句	「第一類医薬品」、「第二類医薬品」、「第三類医薬品」の文字のことである
(h)	日局に収載されている医薬品以外の医薬品における有効成分の名称及びその分量	日局に収載されていない医薬品であっても、有効成分の名称や分量を書く必要がある
(i)	誤って人体に散布、噴霧等された場合に健康被害を生じるおそれがあるものとして厚生労働大臣が指定する医薬品（殺虫剤等）における「注意―人体に使用しないこと」の文字	—
(j)	適切な保存条件の下で3年を超えて性状及び品質が安定でない医薬品等、厚生労働大臣の指定する医薬品における使用の期限	ほとんどの商品では使用期限が書いてあるが、生薬製剤などまれに書いていない商品もある
(k)	配置販売品目以外の一般用医薬品にあっては、「店舗専用」の文字	配置販売業では経年変化が起こりにくいなどの基準に適合する「配置販売品目」のみ販売できる（112ページ）。そこで、配置販売品目以外の一般用医薬品には、「店舗専用」の文字を記載する必要がある
(l)	指定第二類医薬品にあっては、枠の中に「2」の数字	指定二類医薬品は、以下の表示が必要である 第2類医薬品 または 第②類医薬品

やさしく解説

法定表示事項に関するひっかけ問題

　用法用量や効能効果などは、OTC医薬品の場合、一般的に容器などに記載がありますが、法定表示事項ではありません。試験で狙われやすいので注意しましょう。

- × 用法用量
- × 効能効果
- × 製造業者等の氏名又は名称及び住所
  → 「製造業者」ではなく「製造販売業者」が正しい
- × 「配置以外」の文字
  → 「配置以外」ではなく「店舗専用」が正しい

法定表示事項の例

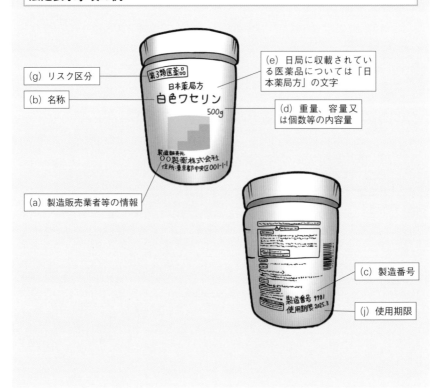

(g) リスク区分

(b) 名称

(e) 日局に収載されている医薬品については「日本薬局方」の文字

(d) 重量、容量又は個数等の内容量

(a) 製造販売業者等の情報

(c) 製造番号

(j) 使用期限

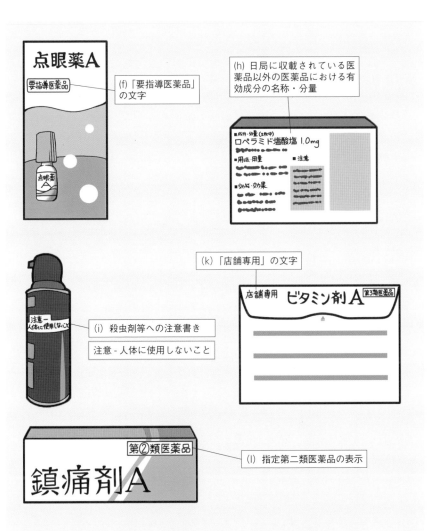

点眼薬A

要指導医薬品

(f)「要指導医薬品」の文字

(h) 日局に収載されている医薬品以外の医薬品における有効成分の名称・分量

■成分・分量(2枚中)
ロペラミド塩酸塩 1.0mg
■用法・用量　　■注意

■効能・効果

(k)「店舗専用」の文字

注意－
人体に使用しないこと

(i) 殺虫剤等への注意書き

注意 - 人体に使用しないこと

店舗専用　ビタミン剤A　第3類医薬品

第②類医薬品

鎮痛剤A

(l) 指定第二類医薬品の表示

※ (a) ～ (l) は、53ページの〈直接の容器等への法定表示事項〉を参照

添付文書等への記載事項 　—

〈添付文書等への記載事項〉　法第52条第2項

✓ 要指導医薬品、一般用医薬品は、これに添付する文書又は容器等若しくは外箱等に、当該医薬品に関する最新の論文その他により得られた知見に基づき、用法用量その他使用及び取扱い上必要な注意等が記載されていなければならない

やさしく解説

添付文書のない商品

　一般的に、要指導医薬品・一般用医薬品には添付文書が入っていますが、ドリンク剤や外用剤などでは入っていないものもあります。その場合、容器やラベル、外箱などの表示が、添付文書の代用になります。

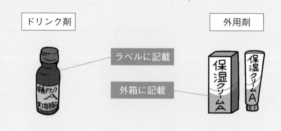

〈添付文書等への記載方法〉　法第53条、規則第217条・第218条

✓ 添付文書等への記載については、他の文字、記事、図画、又は図案に比較して見やすい場所にされていなければならず、かつ、購入者等が読みやすく理解しやすい用語による正確なものでなければならないこととされており、特に明瞭に記載され、かつ、邦文でされていなければならない

記載禁止事項 一

✓ 医薬品に添付する文書、その容器等又は外箱等に記載されていてはならない事項が次のように定められている　法第54条

一	当該医薬品に関し虚偽又は誤解を招くおそれのある事項
二	承認を受けていない効能、効果又は性能
三	保健衛生上危険がある用法、用量又は使用期間

6 医薬部外品、化粧品

プロローグ：化粧品と医薬部外品の違い

- ：髪の染色剤には「医薬部外品」と書かれたものと、書かれていないものがあることに気づいたの。これって何の違いなの？

- ：医薬部外品には「医薬部外品」と表示する義務があるけれど、化粧品には「化粧品」と表示する義務がないんだよね。

- ：染色剤には医薬部外品と化粧品の2種類があるってことか！

- ：その通り。大まかに分けると、「ヘアカラー」は医薬部外品、「ヘアマニキュア」は化粧品だよ。

- ：ヘアマニキュアよりもヘアカラーの方が色の持続性があるよね。ということは、効果の持続性で区分されてるの？

- ：ここは「なぜ効果が持続するのか？」を考えてみるといいよ。

- ：う〜ん……。ヘアカラーの方は作用が強くて、色素が奥深くまで浸透するのかな？

- ：そうそう！　ヘアカラーは、髪の毛のキューティクルを開き、髪本来の色素を抜いて染料を内部に浸透させるんだ。一方でヘアマニキュアは、染料が髪の表面を覆う感じだよ。

- ：なるほど！　ヘアカラーは髪の内部に浸透して影響を与えるけど、ヘアマニキュアは髪をコーティングするイメージだね。爪に塗るマニキュアを想像するとよさそう。

- ：うんうん。医薬部外品と化粧品の違いを覚えるときは、それを思い出すといいよ。医薬部外品は、体の構造・機能に穏やかに影響を及ぼす目的で使われるけれど、化粧品はあくまで体の表面に塗ることで、きれいに魅せるものなんだ。医薬部外品は一部の医薬品的な効能効果を表示できるよ。

- ：でもさ、化粧品の保湿マスクで「浸透」と書かれたものを見かけるよ。それはいいの？

- ：よく見てごらん。パッケージのどこかに「※浸透は角質層まで」ってちゃんと書いてあるから。

- ：わぁ、本当だ！　角質層ってつまり肌の表面のことだもんね。

医薬部外品 ★★★

〈医薬部外品の定義〉

✓ 医薬部外品は、法第2条第2項において次のように定義されている

	医薬部外品の定義	商品例
一	次のイからハまでに掲げる目的のために使用される物（これらの使用目的のほかに、併せて前項第2号又は第3号に規定する目的のために使用される物を除く）であつて機械器具等でないもの イ：吐きけその他の不快感又は口臭若しくは体臭の防止 ロ：あせも、ただれ等の防止 ハ：脱毛の防止、育毛又は除毛	イ：口中清涼剤、制汗スプレー ロ：ベビーパウダー ハ：除毛クリーム
二	人又は動物の保健のためにするねずみ、はえ、蚊、のみその他これらに類する生物の防除の目的のために使用される物（これらの使用目的のほかに、併せて前項第2号又は第3号に規定する目的のために使用される物を除く）であつて機械器具等でないもの	殺虫剤、殺鼠剤、忌避剤
三	前項第2号又は第3号に規定する目的のために使用される物（前二号に掲げる物を除く）のうち、厚生労働大臣が指定するもの	整腸薬、栄養ドリンク

✓ 上の表で「前項第2号又は第3号に規定する目的」とあるのは、人の疾病の診断、治療若しくは予防に使用されること、又は人の身体の構造若しくは機能に影響を及ぼすことを目的とすることを指す

※前項第2号又は第3号に規定する目的：「医薬品の定義（29ページ）」の「二」「三」のことである

医薬部外品の定義

医薬部外品の定義を図式化すると、次のようになります。

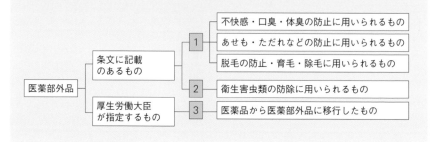

〈医薬部外品の効能効果〉

- ✓ 医薬部外品は、その効能効果があらかじめ定められた範囲内（別表4-1：62ページ）であって、成分や用法等に照らして人体に対する作用が緩和であることを要件として、医薬品的な効能効果を表示・標榜することが認められている

- ✓ 化粧品としての使用目的を有する製品について、医薬品的な効能効果を表示・標榜しようとする場合には、その効能効果があらかじめ定められた範囲内であって、人体に対する作用が緩和であるものに限り、医薬部外品の枠内で、薬用化粧品類、薬用石けん、薬用歯みがき類等として承認されている

薬用化粧品について

「薬用」は医薬部外品で認められている表示です。「薬用化粧品」は化粧品と同じ使い方をしますが、化粧品としての期待効果に加え、限定的な医薬品的効能効果を持つ有効成分が配合された、医薬部外品としての効果も持つものです。

薬用化粧品の例

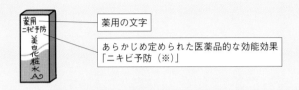

薬用の文字

あらかじめ定められた医薬品的な効能効果「ニキビ予防（※）」

※化粧品の場合、「ニキビ予防」を表示できるのは洗顔料のみであるが、
　医薬部外品の場合は化粧水などでも表示が可能である

〈医薬部外品の製造販売や販売〉

✓ 医薬部外品を製造販売する場合には、製造販売業の許可が必要であり、厚
生労働大臣が基準を定めて指定するものを除き、品目ごとに承認を得る必
要がある　法第12条第1項、法第14条

✓ 販売等については、医薬品のような販売業の許可は必要なく、一般小売店
において販売等することができる

〈医薬部外品の表示〉

✓ 医薬部外品の直接の容器又は直接の被包には、「医薬部外品」の文字の表示
その他定められた事項の表示が義務付けられている　法第59条

✓ 医薬部外品のうち、次の製品群については、用法用量や使用上の注意を守っ
て適正に使用することが他の医薬部外品と比べてより重要であるため、一
般の生活者が購入時に容易に判別することができ、また、実際に製品を使
用する際に必要な注意が促されるよう、各製品の容器や包装等に識別表示
がなされている　規則第219条の2

	表示	概要
(1)	防除用医薬部外品	衛生害虫類（ねずみ、はえ、蚊、のみその他これらに類する生物）の防除のため使用される製品群
(2)	指定医薬部外品	かつては医薬品であったが医薬部外品へ移行された製品群

医薬部外品の表示の例

医薬部外品	防除用医薬部外品	指定医薬部外品

制汗スプレー　　　　虫よけスプレー　　　　整腸剤

〈不良医薬部外品・不正表示医薬部外品の販売の禁止〉　法第60条

✓ 医薬品と同様に、不良医薬部外品及び不正表示医薬部外品の販売は禁止されている

別表 4-1. 医薬部外品の効能効果の範囲 ―

（1）衛生害虫類の防除のため使用される医薬部外品

製品群	効能効果の範囲
殺鼠剤 保健のためにするねずみの防除を目的とする製剤	殺鼠、ねずみの駆除、殺滅又は防止
殺虫剤 衛生のためにするはえ、蚊、のみ等の衛生害虫の防除を目的とする製剤	殺虫、はえ、蚊、のみ等の駆除又は防止
忌避剤（虫除け薬） はえ、蚊、のみ等の衛生害虫の忌避を目的とする外用剤	蚊成虫、ブユ（ブヨ）、サシバエ、ノミ、イエダニ、トコジラミ（ナンキンムシ）等の忌避

(2) 医薬品から医薬部外品へ移行した製品群

製品群	効能効果の範囲
平成 16 年に医薬品から移行した新範囲医薬部外品	
健胃薬 胃のもたれ、食欲不振、食べすぎ、飲みすぎ等の諸症状を改善することを目的とする内用剤（煎じて使用するものを除く）	食欲不振（食欲減退）、胃弱、胃部膨満感・腹部膨満感、消化不良、食べすぎ、飲みすぎ、胸やけ、胃もたれ、胸つかえ、吐きけ、胃のむかつき、むかつき（二日酔い、悪酔い時を含む）、嘔気、悪心、嘔吐、栄養補給（妊産婦、授乳婦、虚弱体質者を含む）、栄養障害、健胃
整腸薬 腸内の細菌叢を整え、腸運動を調節することを目的とする内用剤（煎じて使用するものを除く）	整腸、便通を整える、腹部膨満感、便秘、軟便（腸内細菌叢の異常による症状を含む）
消化薬 消化管内の食物等の消化を促進することを目的とする内用剤	消化促進、消化不良、食欲不振（食欲減退）、食べすぎ（過食）、もたれ（胃もたれ）、胸つかえ、消化不良による胃部膨満感・腹部膨満感
健胃消化薬 食欲不振、消化促進、整腸等の複数の胃腸症状を改善することを目的とする内用剤	食欲不振（食欲減退）、胃弱、胃部膨満感・腹部膨満感、消化不良、消化促進、食べすぎ（過食）、飲みすぎ、胸やけ、もたれ（胃もたれ）、胸つかえ、健胃、むかつき（二日酔い、悪酔い時を含む）、嘔気、悪心、嘔吐、吐きけ、栄養補給（妊産婦、授乳婦、虚弱体質者を含む）、栄養障害、整腸、便通を整える、便秘、軟便（腸内細菌叢の異常による症状を含む）
瀉下薬 腸内に滞留・膨潤することにより、便秘等を改善することを目的とする内用剤	便通を整える（整腸）、軟便、腹部膨満感、便秘、痔、下痢軟便の繰り返し、便秘に伴う頭重・のぼせ・肌あれ・吹き出物・食欲不振（食欲減退）・腹部膨満感、腸内異常発酵
ビタミン含有保健薬 ビタミン、アミノ酸その他身体の保持等に必要な栄養素の補給等を目的とする内用剤	滋養強壮、虚弱体質、次の場合の栄養補給：胃腸障害、栄養障害、産前産後、小児・幼児の発育期、偏食児、食欲不振、肉体疲労、妊娠授乳期、発熱性消耗性疾患、病後の体力低下、病中病後
カルシウム含有保健薬 カルシウムの補給等を目的とする内用剤（用時調整して使用するものを除く）	妊娠授乳期・老年期・発育期のカルシウム補給、虚弱体質の場合の骨歯の発育促進、骨歯の脆弱防止（妊娠授乳期）、カルシウム不足、カルシウム補給（栄養補給、妊娠授乳期）、腺病質、授乳期及び小児発育期のカルシウム補給源
生薬主剤保健薬 虚弱体質、肉体疲労、食欲不振、発育期の滋養強壮等を目的とする生薬配合内用剤（煎じて使用するものを除く）	虚弱体質、肉体疲労、病中病後・病後の体力低下、胃腸虚弱、食欲不振、血色不良、冷え症、発育期の滋養強壮
鼻づまり改善薬 胸又はのど等に適用することにより、鼻づまりやくしゃみ等のかぜに伴う諸症状の緩和を目的とする外用剤（蒸気を吸入して使用するものを含む）	鼻づまり、くしゃみ等のかぜに伴う諸症状の緩和
殺菌消毒薬 手指及び皮膚の表面又は創傷部に適用することにより、殺菌すること等を目的とする外用剤（絆創膏を含む）	手指・皮膚の殺菌・消毒、外傷の消毒・治療・殺菌作用による傷の化膿の防止、一般外傷・擦傷、切傷の殺菌・消毒、傷面の殺菌・消毒、きり傷・すり傷・さし傷・かき傷・靴ずれ・創傷面の殺菌・消毒・被覆

しもやけ・あかぎれ用薬 手指、皮膚又は口唇に適用することにより、しもやけや唇のひびわれ・ただれ等を改善することを目的とする外用剤	ひび、あかぎれ、手指のひび、皮膚のあれ、皮膚の保護、手指のひらのあれ、ひじ・ひざ・かかとのあれ、かゆみ、かゆみどめ、しもやけ、口唇のひびわれ・ただれ、口唇炎、口角炎
含嗽薬 口腔内又はのどの殺菌、消毒、洗浄等を目的とするうがい用薬（適量を水で薄めて用いるものに限る）	口腔内・のど（咽頭）の殺菌・消毒・洗浄、口臭の除去
コンタクトレンズ装着薬 ソフトコンタクトレンズ又はハードコンタクトレンズの装着を容易にすることを目的とするもの	ソフトコンタクトレンズ又はハードコンタクトレンズの装着を容易にする
いびき防止薬 いびきの一時的な抑制・軽減を目的とする点鼻剤	いびきの一時的な抑制・軽減
口腔咽喉薬 のどの炎症による痛み・はれの緩和等を目的とするトローチ剤、口腔用スプレー剤・塗布剤	のどの炎症によるのどの痛み・のどのはれ・のどの不快感・のどのあれ・声がれ、口腔内の殺菌・消毒・清浄、口臭の除去
平成 11 年に医薬品から移行した新指定医薬部外品	
のど清涼剤 のどの不快感を改善することも目的とする内用剤（トローチ剤及びドロップ剤）	たん、のどの炎症による声がれ、のどのあれ、のどの不快感、のどの痛み、のどのはれ
健胃清涼剤 胃の不快感の改善を目的とする内用剤（カプセル剤、顆粒剤、丸剤、散剤、舐剤、錠剤、内用液剤）	食べすぎ又は飲みすぎによる胃部不快感及び吐きけ（むかつき、胃のむかつき、二日酔い・悪酔いのむかつき、嘔気、悪心）
きず消毒保護剤 すり傷、切り傷、さし傷、かき傷、靴ずれ又は創傷面の消毒及び保護を目的とする外用剤（外用液剤、絆創膏類）	すり傷、切り傷、さし傷、かき傷、靴ずれ、創傷面の消毒・保護（被覆）
外皮消毒剤 すり傷、きり傷、さし傷、かき傷、靴ずれ、創傷面等の洗浄又は消毒を目的とする外用剤（外用液剤、軟膏剤）	●すり傷、きり傷、さし傷、かき傷、靴ずれ、創傷面の洗浄・消毒 ●手指・皮膚の洗浄・消毒
ひび・あかぎれ用剤 ひび、あかぎれ等の改善を目的とする外用剤（軟膏剤に限る）	●クロルヘキシジン主剤製剤：ひび、あかぎれ、すり傷、靴ずれ ●メントール・カンフル主剤製剤：ひび、しもやけ、あかぎれ ●ビタミン AE 主剤製剤：ひび、しもやけ、あかぎれ、手足のあれの緩和
あせも・ただれ用剤 あせも、ただれの改善を目的とする外用剤（外用液剤、軟膏剤）	あせも、ただれの緩和・防止
うおのめ・たこ用剤 うおのめ、たこの改善を目的とする絆創膏	うおのめ、たこ
かさつき・あれ用剤 手足のかさつき又はあれの改善を目的とする外用剤（軟膏剤に限る）	手足のかさつき・あれの緩和

ビタミン剤 1種類以上のビタミンを主体とした製剤であって、肉体疲労時、中高年期等における当該ビタミンの補給に用いることを目的とする内用剤（カプセル剤、顆粒剤、丸剤、散剤、舐剤、錠剤、ゼリー状ドロップ剤、内用液剤）	●ビタミンE剤：中高年期のビタミンEの補給 ●ビタミンC剤：肉体疲労時、妊娠・授乳期、病中 病後の体力低下時又は中高年期のビタミンCの補給 ●肉体疲労時、病中病後の体力低下時又は中高年期のビタミンECの補給
カルシウム補給剤 1種類以上のカルシウムを主体とした製剤であって、妊娠授乳期、発育期等におけるカルシウムの補給に用いることを目的とする内用剤（カプセル剤、顆粒剤、散剤、錠剤、内用液剤）	妊娠授乳期・発育期・中高年期のカルシウムの補給
ビタミン含有保健剤 1種類以上のビタミンを配合した製剤であって、滋養強壮、虚弱体質等の改善及び肉体疲労などの場合における栄養補給に用いることを目的とする内用剤（カプセル剤、顆粒剤、丸剤、散剤、錠剤、内用液剤）	滋養強壮、虚弱体質、肉体疲労・病中病後（又は病後の体力低下）・食欲不振（又は胃腸障害）・栄養障害・発熱性消耗性疾患、妊娠授乳期（又は産前産後）等の場合の栄養補給
平成8年に医薬品から移行した医薬部外品	
ソフトコンタクトレンズ用消毒剤 ソフトコンタクトレンズの消毒に用いられる化学消毒剤	ソフトコンタクトレンズの消毒

（3）その他の医薬部外品

製品群	効能効果の範囲
口中清涼剤 吐きけその他の不快感の防止を目的とする内用剤	溜飲、悪心・嘔吐、乗物酔い、二日酔い、宿酔、口臭、胸つかえ、気分不快、暑気あたり
腋臭防止剤 体臭の防止を目的とする外用剤	わきが（腋臭）、皮膚汗臭、制汗
てんか粉類 あせも、ただれ等の防止を目的とする外用剤	あせも、おしめ（おむつ）かぶれ、ただれ、股づれ、かみそりまけ
育毛剤（養毛剤） 脱毛の防止及び育毛を目的とする外用剤	育毛、薄毛、かゆみ、脱毛の予防、毛生促進、発毛促進、ふけ、病後・産後の脱毛、養毛
除毛剤 除毛を目的とする外用剤	除毛
生理処理用ナプキン 経血を吸収処理することを目的とする綿類（紙綿類を含む）	生理処理用
清浄用綿類 塩化ベンザルコニウム水溶液又はクロルヘキシジングルコン酸塩水溶液を有効成分とする、衛生上の用に供されることを目的とする綿類（紙綿類を含む）	●乳児の皮膚又は口腔の清浄又は清拭 ●授乳時の乳首又は乳房の清浄又は清拭 ●目、性器又は肛門の清浄又は清拭
染毛剤（脱色剤、脱染剤を含む） 毛髪の染色、脱色又は脱染を目的とする外用剤	染毛、脱色、脱染
パーマネント・ウェーブ用剤 毛髪のウェーブ等を目的とする外用剤	●毛髪にウェーブをもたせ、保つ ●くせ毛、ちぢれ毛又はウェーブ毛髪をのばし、保つ

薬用化粧品類 化粧品としての使用目的を併せて有する化粧品類似の剤形の外用剤	●シャンプー・リンス：ふけ・かゆみを防ぐ、毛髪・頭皮の汗臭を防ぐ、毛髪・頭皮を清浄にする、毛髪の水分・脂肪を補い保つ、裂毛・切毛・枝毛を防ぐ、毛髪・頭皮をすこやかに保つ又は毛髪をしなやかにする ●化粧水・クリーム・乳液・化粧用油、パック：肌あれ、あれ性、あせも・しもやけ・ひび・あかぎれ・にきびを防ぐ、油性肌、カミソリまけを防ぐ、日やけによるシミ・そばかすを防ぐ、日やけ・雪やけ後のほてり、肌をひきしめる、肌を清浄にする、肌を整える、皮膚をすこやかに保つ、皮膚にうるおいを与える、皮膚を保護する、皮膚の乾燥を防ぐ ●ひげそり用剤：カミソリまけを防ぐ、皮膚を保護し、ひげを剃りやすくする ●日やけ止め剤：日やけ・雪やけによる肌あれを防ぐ、日やけ・雪やけを防ぐ、日やけによるシミ・そばかすを防ぐ、皮膚を保護する
薬用石けん（洗顔料を含む） 化粧品としての使用目的を併せて有する石けん類似の剤形の外用剤	●殺菌剤主剤製剤：皮膚の清浄・殺菌・消毒、体臭・汗臭及びにきびを防ぐ ●消炎剤主剤製剤：皮膚の清浄、にきび・カミソリまけ及び肌あれを防ぐ
薬用歯みがき類 化粧品としての使用目的を併せて有する歯みがきと類似の剤形の外用剤、洗口することを目的とするもの（洗口液）	①ブラッシングにより歯を磨くことを目的とするもの：歯周炎（歯槽膿漏）の予防、歯肉（齦）炎の予防、歯石の形成及び沈着を防ぐ、むし歯の発生及び進行の予防、口臭又はその発生の防止、タバコのやに除去、歯がしみるのを防ぐ、歯を白くする、口中を浄化する、口中を爽快にする、むし歯を防ぐ ②口に含みすすいで、吐き出した後ブラッシングにより歯を磨くことを目的とするもの：歯周炎（歯槽膿漏）の予防、歯肉（齦）炎の予防、むし歯の発生及び進行の予防、口臭又はその発生の防止、歯を白くする、口中を浄化する、口中を爽快にする、むし歯を防ぐ ③洗口することを目的とするもの：口臭又はその発生の防止、口中を浄化する、口中を爽快にする
浴用剤 原則としてその使用法が浴槽中に投入して用いられる外用剤（浴用石けんを除く）	あせも、荒れ性、打ち身、肩のこり、くじき、肩の凝り、神経痛、湿疹、しもやけ、痔、冷え症、腰痛、リウマチ、疲労回復、ひび、あかぎれ、産前産後の冷え症、にきび

化粧品 ★★

〈化粧品の定義〉

✓ 化粧品は、法第2条第3項において次のように定義されている

「人の身体を清潔にし、美化し、魅力を増し、容貌を変え、又は皮膚若しくは毛髪を健やかに保つために、身体に塗擦、散布その他これらに類似する方法で使用されることが目的とされている物で、人体に対する作用が緩和なもの」

やさしく解説

化粧品の例

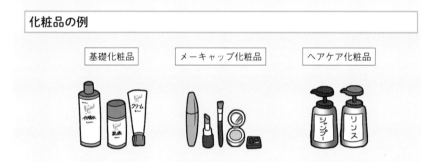

基礎化粧品 　　メーキャップ化粧品 　　ヘアケア化粧品

〈化粧品の効能効果〉

✓ 人の疾病の診断、治療若しくは予防に使用されること、又は人の身体の構造若しくは機能に影響を及ぼすことを目的とするものは化粧品に含まれない

✓ 化粧品は、あくまで「人の身体を清潔にし、美化し、魅力を増し、容貌を変え、又は皮膚若しくは毛髪を健やかに保つ」の範囲内（別表4-2：70ページ）においてのみ効能効果を表示・標榜することが認められるものである

✓ 化粧品に医薬品的な効能効果を表示・標榜することは一切認められていない

✓ 医薬品に化粧品的な効能効果を表示・標榜することは、過度の消費や乱用等の不適正な使用を助長するおそれがあり、承認された効能効果に含まれる場合を除き、適当でない

✓ 医薬部外品に、化粧品的効能効果を標榜することは、薬用化粧品、薬用石けん、薬用はみがき等が認められている

✓ 化粧品の成分本質（原材料）についても、原則として医薬品の成分を配合してはならないこととされており、配合が認められる場合にあっても、添加物として使用されているなど、薬理作用が期待できない量以下に制限されている

〈化粧品の製造販売や販売〉

✓ 化粧品を業として製造販売する場合には、製造販売業の許可を受けた者が、あらかじめ品目ごとの届出を行う必要がある。ただし、厚生労働大臣が指定する成分を含有する化粧品である場合は、品目ごとの承認を得る必要がある　法第 12 条第 1 項、第 14 条の 9　法第 14 条第 1 項

✓ 化粧品を販売等する場合には、医薬品のような販売業の許可は必要なく、一般小売店において販売等することができる

✓ 化粧品に医薬品的な効能効果の表示・標榜がなされた場合には、法第 66 条第 1 項により禁止される虚偽又は誇大な広告に該当するほか、その標榜内容等によっては医薬品又は医薬部外品とみなされ、無承認無許可医薬品又は無承認無許可医薬部外品として取締りの対象となる

やさしく解説

医薬部外品・化粧品の製造販売

　医薬部外品や化粧品を製造販売する場合、製造販売業の許可が必要です。

　さらに、医薬部外品の場合、あらかじめ商品ごとに承認を得る必要があり（厚生労働大臣が基準を定めて指定するものを除く）、化粧品の場合も、あらかじめ商品ごとに届け出る必要があります。また、「厚生労働大臣が指定する成分」を含む化粧品の場合、届出ではなく承認を受ける必要があります。

　なお、医薬部外品や化粧品を販売する場合については、販売業の許可は必要ありません。

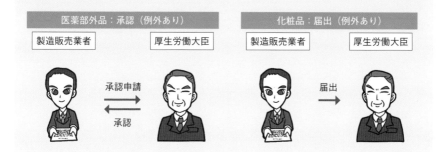

〈**不良化粧品・不正表示化粧品の販売の禁止**〉　法第62条

✓　医薬品と同様に、不良化粧品及び不正表示化粧品の販売は禁止されている

1. 頭皮、毛髪を清浄にする
2. 香りにより毛髪、頭皮の不快臭を抑える
3. 頭皮、毛髪をすこやかに保つ
4. 毛髪にはり、こしを与える
5. 頭皮、頭髪にうるおいを与える
6. 頭皮、毛髪のうるおいを保つ
7. 毛髪をしなやかにする
8. クシどおりをよくする
9. 毛髪のつやを保つ
10. 毛髪につやを与える
11. フケ、カユミがとれる
12. フケ、カユミを抑える
13. 毛髪の水分、油分を補い保つ
14. 裂毛、切毛、枝毛を防ぐ
15. 髪型を整え、保持する
16. 毛髪の帯電を防止する
17. （汚れをおとすことにより）皮膚を清浄にする
18. （洗浄により）ニキビ、アセモを防ぐ（洗顔料）
19. 肌を整える
20. 肌のキメを整える
21. 皮膚をすこやかに保つ
22. 肌荒れを防ぐ
23. 肌をひきしめる
24. 皮膚にうるおいを与える
25. 皮膚の水分、油分を補い保つ
26. 皮膚の柔軟性を保つ
27. 皮膚を保護する
28. 皮膚の乾燥を防ぐ
29. 肌を和らげる
30. 肌にはりを与える
31. 肌にツヤを与える
32. 肌を滑らかにする
33. ひげを剃りやすくする
34. ひげそり後の肌を整える
35. あせもを防ぐ（打粉）
36. 日やけを防ぐ
37. 日やけによるシミ、ソバカスを防ぐ
38. 芳香を与える
39. 爪を保護する
40. 爪をすこやかに保つ
41. 爪にうるおいを与える
42. 口唇の荒れを防ぐ
43. 口唇のキメを整える
44. 口唇にうるおいを与える
45. 口唇をすこやかにする
46. 口唇を保護する。口唇の乾燥を防ぐ
47. 口唇の乾燥によるカサツキを防ぐ
48. 口唇を滑らかにする
49. ムシ歯を防ぐ（使用時にブラッシングを行う歯みがき類）
50. 歯を白くする（使用時にブラッシングを行う歯みがき類）
51. 歯垢を除去する（使用時にブラッシングを行う歯みがき類）
52. 口中を浄化する（歯みがき類）
53. 口臭を防ぐ（歯みがき類）
54. 歯のやにを取る（使用時にブラッシングを行う歯みがき類）
55. 歯石の沈着を防ぐ（使用時にブラッシングを行う歯みがき類）
56. 乾燥による小ジワを目立たなくする

注1）例えば、「補い保つ」は「補う」又は「保つ」との効能でも可とする

注2）「皮膚」と「肌」の使い分けは可とする

注3）（　）内は、効能には含めないが、使用形態から考慮して、限定するものである

この他に、「化粧くずれを防ぐ」、「小じわを目立たなくみせる」、「みずみずしい肌に見せる」等のメーキャップ効果及び「清涼感を与える」、「爽快にする」等の使用感等を表示し、広告することは事実に反しない限り認められている

やさしく解説

医薬品・医薬部外品・化粧品の違い

医薬品や医薬部外品、化粧品の違いは次の通りです。医薬品的な効能効果を表示できるかどうか、製造販売するにあたって品目ごとの承認が必要かどうかなどが異なります。なお、効果の高さは大まかに、医薬品＞医薬部外品＞化粧品となります。

	医薬品	医薬部外品	化粧品
効果の高さ	大	中	小
医薬品的な効能効果の表示	可	一部可	不可
効能効果	治療	防止、衛生	清潔、美化、魅力を増す
効能効果の表現の例	治療、修復、緩和	改善、防止・予防、緩和	与える、保つ、整える、防ぐ
製造販売業の許可	必要	必要	必要
製造販売承認申請	品目ごとに承認（例外あり）	品目ごとに承認（例外あり）	品目ごとに届出（例外あり）
販売業の許可	必要	不要	不要

医薬品
治療

医薬部外品
防止、衛生

化粧品
清潔、美化、魅力 up

医薬部外品と化粧品の効能効果の見分け方

試験では、医薬部外品と化粧品の効能効果を見分ける問題が出題されることがあります。ここでは、このタイプの問題の攻略法を解説します。各分類の効能効果の特徴は次の通りです。

1. 医薬部外品の効能効果の特徴

① 症状に近い表現が含まれる

例：たこ、うおのめ、ひび、ただれ、殺菌・消毒、かみそり負け、にきび

かみそり負けやにきびに関する表現については、以下の通りです。

- かみそり負け：細かな傷のことなので、医薬部外品のみ OK
- 化粧品の場合、「ひげそり後の肌を整える。」であれば OK
- にきびを防ぐ：医薬部外品の場合は「洗顔料」だけでなく「化粧水」などでも OK だが、化粧品の場合は「洗顔料」のみ OK

② 使用した部分の機能や構造を変える表現が含まれる

例：縮毛・ウェーブ毛をのばす、染毛・脱色、育毛、美白

美白表現については、以下の通りです。

- メラニンの生成を抑え、シミ・そばかすを防ぐ：医薬部外品は OK
- 日焼けによるシミ・そばかすを防ぐ：医薬部外品は OK、化粧品は「日焼け止め」のみ OK（日焼け止めは単なる「コーティング」のため）

③ 体臭に関する表現が含まれる

例：わきが（腋臭）、皮膚汗臭、制汗

これらの表現は、医薬部外品では OK ですが、化粧品では NG です。

2. 化粧品の効能効果の特徴

キレイになる「イメージ」を表す言葉が入る

例：はり、こし、しなやか、つや、すこやか、なめらか、うるおい

よく出題される効能効果

	医薬部外品	化粧品
毛髪	●くせ毛、ちぢれ毛又はウェーブ毛髪をのばし、保つ ●毛髪を脱色する	●毛髪にはり、こしを与える ●フケ、カユミがとれる ●毛髪のつやを保つ ●頭皮、毛髪をすこやかに保つ ●裂毛、切毛、枝毛を防ぐ
皮膚	●日やけによるシミ、ソバカスを防ぐ ●皮膚の清浄、殺菌、消毒 ●カミソリまけを防ぐ	●日やけを防ぐ ●日やけによるシミ、ソバカスを防ぐ ●肌荒れを防ぐ ●皮膚の乾燥を防ぐ ●皮膚にうるおいを与える ●皮膚を保護する
その他	●わきが（腋臭）、皮膚汗臭、制汗 ●うおのめを改善する	●あせもを防ぐ（打粉） ●ムシ歯を防ぐ（使用時にブラッシングを行う歯みがき類） ●口臭を防ぐ（歯みがき類）

「防ぐ」という表現の考え方

　医薬部外品も化粧品も、「○○を防ぐ」という効能効果があります。ですが、同じ「防ぐ」の表現でも、意味合いが異なることがあります。

　例えば、医薬部外品の場合、「殺菌成分や抗炎症成分などによりトラブルを防ぐ」旨の表現が可能です。しかし、化粧品の場合、「毛髪や肌などを保護（コーティング）することでトラブルを防ぐ」、もしくは、「物理的に洗浄することでトラブルを防ぐ」ものです。

プロローグ：機能性表示食品

:昨日買ったこのチョコレート、「機能性表示食品」だったの。

:「昨日」だけに？！

:ちょっと〜　笑

:届出表示は何だった？

:えっとね、「本品にはγ-アミノ酪酸が含まれます。γ-アミノ酸には、仕事や勉強等による、一時的・心理的なストレスの低減機能があることが報告されています。」だって！

:マコちゃんにぴったりだね。機能性表示食品は、事業者の責任において、科学的根拠に基づいた機能性を表示できる食品なんだよ。

:へぇ！　なんだかトクホ（※）みたいだね。

:確かに機能性を表示できるという部分では同じだね。でも開発の過程は全然違うよ。トクホは国の審査と消費者庁長官の許可が必要だから、開発に時間とお金がかかるんだ。一方で機能性表示食品は、企業が国に届け出ればOKだから、国の審査がない分、スピーディーに発売できるよ。

:なるほど！　確かに最近、機能性表示食品をよく見かけるようになったなぁ。機能性が表示されてると、ちょっと得した気分になるの♪　ほら、心なしかストレスが低減された気がする！

:マコちゃんは調子いいんだから〜。僕にも１つちょうだい！

※トクホ：特定保健用食品のこと

食品 ★

〈食品の概要〉

✓ 食品とは、医薬品、医薬部外品及び再生医療等製品以外の全ての飲食物をいう．

✓ 医薬品には、その品質、有効性及び安全性の確保のために必要な規制が行われているが、食品には、専ら安全性の確保のために必要な規制その他の措置が図られている

> **やさしく解説**
>
> **食品とは**
>
> 　口から摂取するものは、医薬品医療機器等法の規制対象である「医薬品、医薬部外品、再生医療等製品」と、同法の規制対象外である「食品」の2つに分けられます。いわゆる「健康食品」も「食品」に含まれます。ただし、「食品」の名を借りた無承認無許可医薬品（次項参照）は、薬機法の規制対象になります。

口から摂取するもの

- ●医薬品
- ●医薬部外品
- ●再生医療等製品
- ●食品の名を借りた無承認無許可医薬品

- ●食品

健康食品
・特定保健用食品
・栄養機能食品
・機能性表示食品
・いわゆる健康食品

〈医薬品の範囲に関する基準〉

✓ 外形上、食品として販売等されている製品であっても、その成分本質、効能効果の標榜内容等に照らして医薬品とみなされる場合には、承認を受けずに製造販売され、又は製造業の許可等を受けずに製造された医薬品（無承認無許可医薬品）として、取締りの対象となる

✓ その本質、形状、表示された効能効果、用法用量等から判断して医薬品である物が、外形上、食品として販売等されている場合には、次のような弊害をもたらすおそれがある

（1）一般の生活者に正しい医療を受ける機会を失わせ、疾病を悪化させるなど、保健衛生上の危害を生じさせる
（2）不良品及び偽医薬品が製造販売される
（3）一般の生活者における医薬品及び食品に対する概念を崩壊させ、医薬品の正しい使用が損なわれ、ひいては医薬品に対する不信感を生じさせる

やさしく解説

無承認無許可医薬品

食品として販売されている製品であっても、医薬品成分が含まれる場合や、医薬品的な効能効果の表示がある場合は、無承認無許可医薬品とみなされます。無承認無許可医薬品を製造・製造販売することは、医薬品医療機器等法違反になります。食品は医薬品の領域に踏み込んではいけません。

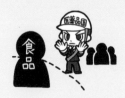

✓ 経口的に摂取される物が医薬品に該当するか否かについては、一般の生活者から見て必ずしも明確でない場合があるため、無承認無許可医薬品の指導取締りの一環として「医薬品の範囲に関する基準」が示されている

✓ この基準では、医薬品に該当する要素として、次のように示されており、食品の販売を行う者（薬局又は医薬品の販売業において食品を販売する場合を含む）にあっては、これらに照らして医薬品に該当する物とみなされることのないよう留意する必要がある

〈医薬品に該当する要素〉

(a)	✓成分本質（原材料）が、専ら医薬品として使用される成分本質を含むこと（食品添加物と認められる場合を除く）
(b)	✓医薬品的な効能効果が標榜又は暗示されていること（製品表示や添付文書によるほか、チラシ、パンフレット、刊行物、インターネット等の広告宣伝物等による場合も含む）
(c)	✓アンプル剤や舌下錠、口腔用スプレー剤等、医薬品的な形状であること
(d)	✓服用時期、服用間隔、服用量等の医薬品的な用法用量の記載があること（調理のために使用方法、使用量等を定めている場合を除く）

やさしく解説

医薬品に該当する例・しない例

見た目は食品

サプリ

しかし…

以下の4つの要素から、
医薬品と判断されることがある

	要素	医薬品に該当する例	医薬品に該当しない例
(a)	成分本質（原材料）	アサガオの種（ケンゴシ）→成分本質が医薬品	アサガオの花→成分本質が非医薬品
(b)	効能効果	「がんに効く」、「高血圧の予防」、「緑内障の治療」	「健康維持のためにお召し上がりください」

(c)	形状	アンプル、舌下錠、口腔用スプレー剤 →医薬品的な形状と判断される	錠剤、カプセルなど →「食品」と明示されている場合には、形状のみをもって医薬品とは判断されない
(d)	用法用量	「食後に1個から2個お召し上がりください」 →服用のタイミングや量の指定は医薬品的な用法用量であると判断される	「目安として1個から2個ずつお召し上がりください」

食品の分類　★★★

〈保健機能食品〉

✓　①特定保健用食品、②栄養機能食品、③機能性表示食品を総称して「保健機能食品」といい、これらはあくまで食生活を通じた健康の保持増進を目的として摂取されるものである

✓　上記①〜③及び特別用途食品のいずれであっても、食品として販売に供するものについて、健康の保持増進効果等につき虚偽又は誇大な表示をすることは禁止されている

やさしく解説

食品の概要

　食品には色々な種類があるため、まずは大まかな関係性を頭に入れておきましょう。ここでは先に、保健機能食品と特別用途食品について学習します。

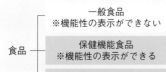

保健機能食品は、「保健」「機能」のどちらかの言葉が入ります

〈食品の分類一覧〉

分類	概要	許可・承認
特定保健用食品（トクホ）	✓食生活において特定の保健の目的で摂取をする者に対し、その摂取により当該保健の目的が期待できる旨の表示（別表4-3：82ページ）をする食品 ※条件付き特定保健用食品：現行の特定保健用食品の許可の際に必要とされる有効性の科学的根拠のレベルに達しないものの、一定の有効性が確認される食品	✓個別の生理的機能や特定の保健機能を示す有効性や安全性等に関する審査、消費者庁長官の許可又は承認 消費者庁許可 特定保健用食品　消費者庁許可 条件付き 特定保健用食品
栄養機能食品	✓1日当たりの摂取目安量に含まれる栄養成分の量が、基準に適合しており、栄養表示しようとする場合には、食品表示基準の規定に基づき、その栄養成分の機能の表示（別表4-4：82ページ）を行わなければならない	✓基準に適合していれば機能表示が可能（消費者庁長官の許可は不要） ※当該栄養成分を摂取する上での注意事項の適正な表示が必要であり、消費者庁長官の個別の審査を受けたものではない旨の表示義務がある
機能性表示食品	✓事業者の責任において、科学的根拠に基づいた機能性を表示し、販売前に安全性及び機能性の根拠に関する情報などが消費者庁長官へ届け出られたもの	✓消費者庁長官への届出（消費者庁長官の個別の許可を受けたものではない）
特別用途食品	✓乳児、幼児、妊産婦又は病者の発育又は健康の保持若しくは回復の用に供することが適当な旨を医学的・栄養学的表現で記載し、かつ、用途を限定したもので、健康増進法の規定に基づく許可又は承認を受け、「特別の用途に適する旨の表示」をする食品	✓消費者庁長官の許可又は承認 消費者庁許可 区分名

〈食品の規制上の関係〉

✓ 保健機能食品、特定保健用食品、栄養機能食品、機能性表示食品、特別用途食品（特定保健用食品を除く）の規制上の関係を図示すると次表の通りとなる

広義の特別用途食品	狭義の特別用途食品		●病者用食品 ●妊産婦、授乳婦用 ●乳児用 ●えん下困難者用
	保健機能食品	特定保健用食品	特定保健用食品
			条件付き特定保健用食品
―		栄養機能食品	
		機能性表示食品	

やさしく解説

食品の規制上の関係

上の図をもう少しわかりやすくすると、以下のようになります。

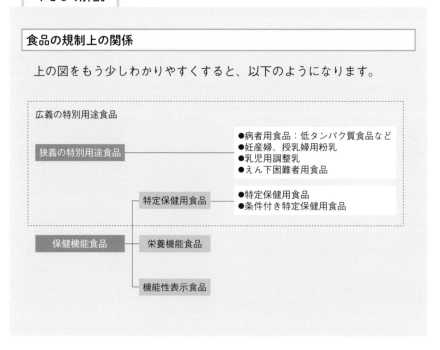

やさしく解説

食品の表示例

特定保健用食品

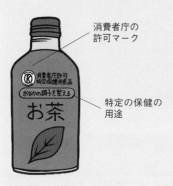

消費者庁の許可マーク

特定の保健の用途

栄養機能食品

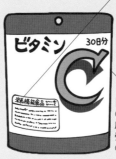

栄養機能の表示
例：ビタミンCは、皮膚や粘膜の健康維持を助けるとともに、抗酸化作用を持つ栄養素です。

【裏面など】注意事項の適正な表示、消費者庁長官の個別の審査を受けたものではない旨の表示

機能性表示食品

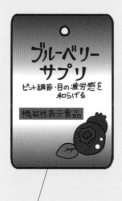

【裏面など】届出表示
例：本品にはビルベリー由来アントシアニンが含まれます。ビルベリー由来アントシアニンにはピント調節力を改善することで目の疲労感を和らげることが報告されています。

特別用途食品

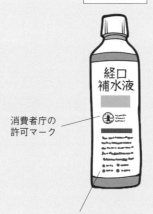

消費者庁の許可マーク

許可表示
例：本品は、電解質と糖質の配合バランスを考慮した経口補水液です。軽度から中等度の脱水状態の方の水・電解質を補給・維持するのに適した病者用食品です。[以下略]

別表 4-3. 特定保健用食品：これまでに認められている 主な特定の保健の用途 ─

分類	表示内容	保健機能成分
おなかの調子	●おなかの調子を整える	各種オリゴ糖、ラクチュロース、ビフィズス菌、各種乳酸菌、食物繊維（難消化性デキストリン、ポリデキストロース、グアーガム分解物、サイリウム種皮 等）
血糖値	●血糖値が気になる方に適する ●食後の血糖値の上昇を緩やかにする	難消化性デキストリン、小麦アルブミン、グアバ葉ポリフェノール、L-アラビノース 等
血圧	●血圧が高めの方に適する	ラクトトリペプチド、カゼインデカペプチド、杜仲葉配糖体（ベニポシド酸）、サーデンペプチド 等
コレステロール	●コレステロールが高めの方に適する	キトサン、大豆たんぱく質、低分子化アルギン酸ナトリウム
歯	●歯の健康維持に役立つ	パラチノース、マルチトール、エリスリトール 等
複合	●コレステロール＋おなかの調子 ●中性脂肪＋コレステロール	低分子化アルギン酸ナトリウム、サイリウム種皮 等
骨	●骨の健康維持に役立つ	大豆イソフラボン、MBP（乳塩基性たんぱく質）等
ミネラルの吸収	●カルシウム等の吸収を高める	クエン酸リンゴ酸カルシウム、カゼインホスホペプチド、ヘム鉄、フラクトオリゴ糖 等
中性脂肪	●食後の血中中性脂肪が上昇しにくい ●身体に脂肪がつきにくい	中性脂肪酸 等

別表 4-4. 栄養機能食品：栄養機能表示と注意喚起表示 ★

栄養成分	栄養機能表示	注意喚起表示
亜鉛	亜鉛は、味覚を正常に保つのに必要な栄養素です 亜鉛は、皮膚や粘膜の健康維持を助ける栄養素です 亜鉛は、たんぱく質・核酸の代謝に関与して、健康の維持に役立つ栄養素です	本品は、多量摂取により疾病が治癒したり、より健康が増進するものではありません。亜鉛の摂りすぎは、銅の吸収を阻害するおそれがありますので、過剰摂取にならないよう注意してください。1日の摂取の目安を守ってください。乳幼児・小児は本品の摂取を避けてください
カルシウム	カルシウムは、骨や歯の形成に必要な栄養素です	本品は、多量摂取により疾病が治癒したり、より健康が増進するものではありません。1日の摂取目安量を守ってください
鉄	鉄は、赤血球を作るのに必要な栄養素です	
銅	銅は、赤血球の形成を助ける栄養素です 銅は、多くの体内酵素の正常な働きと骨の形成を助ける栄養素です	本品は、多量摂取により疾病が治癒したり、より健康が増進するものではありません。1日の摂取目安量を守ってください。乳幼児・小児は本品の摂取を避けてください

マグネシウム	マグネシウムは、骨の形成や歯の形成に必要な栄養素です マグネシウムは、多くの体内酵素の正常な働きとエネルギー産生を助けるとともに、血液循環を正常に保つのに必要な栄養素です	本品は、多量摂取により疾病が治癒したり、より健康が増進するものではありません。多量に摂取すると軟便（下痢）になることがあります。1日の摂取目安量を守ってください。乳幼児・小児は本品の摂取を避けてください
ナイアシン	ナイアシンは、皮膚や粘膜の健康維持を助ける栄養素です	本品は、多量摂取により疾病が治癒したり、より健康が増進するものではありません。1日の摂取目安量を守ってください
パントテン酸	パントテン酸は、皮膚や粘膜の健康維持を助ける栄養素です	
ビオチン	ビオチンは、皮膚や粘膜の健康維持を助ける栄養素です	
ビタミンA（ビタミンAの前駆体）	ビタミンAは、夜間の視力の維持を助ける栄養素です ビタミンAは、皮膚や粘膜の健康維持を助ける栄養素です	本品は、多量摂取により疾病が治癒したり、より健康が増進するものではありません。1日の摂取目安量を守ってください。妊娠3か月以内又は妊娠を希望する女性は過剰摂取にならないよう注意してください
β－カロテン	β－カロテンは、夜間の視力の維持を助ける栄養素です β－カロテンは、皮膚や粘膜の健康維持を助ける栄養素です	本品は、多量摂取により疾病が治癒したり、より健康が増進するものではありません。1日の摂取目安量を守ってください
ビタミンB1	ビタミンB1は、炭水化物からのエネルギー産生と皮膚と粘膜の健康維持を助ける栄養素です	本品は、多量摂取により疾病が治癒したり、より健康が増進するものではありません。1日の摂取目安量を守ってください
ビタミンB2	ビタミンB2は、皮膚や粘膜の健康維持を助ける栄養素です	
ビタミンB6	ビタミンB6は、たんぱく質からのエネルギーの産生と皮膚や粘膜の健康維持を助ける栄養素です	
ビタミンB12	ビタミンB12は、赤血球の形成を助ける栄養素です	
ビタミンC	ビタミンCは、皮膚や粘膜の健康維持を助けるとともに、抗酸化作用を持つ栄養素です	
ビタミンD	ビタミンDは、腸管のカルシウムの吸収を促進し、骨の形成を助ける栄養素です	
ビタミンE	ビタミンEは、抗酸化作用により、体内の脂質を酸化から守り、細胞の健康維持を助ける栄養素です	
葉酸	葉酸は、赤血球の形成を助ける栄養素です。 葉酸は、胎児の正常な発育に寄与する栄養素です	本品は、多量摂取により疾病が治癒したり、より健康が増進するものではありません。1日の摂取目安量を守ってください。本品は、胎児の正常な発育に寄与する栄養素ですが、多量摂取により胎児の発育が良くなるものではありません

〈その他「いわゆる健康食品」〉

✓ 健康食品という単語は、法令で定義された用語ではないが、一般に用いられている単語である。栄養補助食品、サプリメント、ダイエット食品等と呼ばれることもある

✓ 法や食品衛生法等における取扱いは、保健機能食品以外の一般食品と変わるところはない

✓ いわゆる健康食品の中には、特定の保健の用途に適する旨の効果等が表示・標榜されている場合があり、それらについては、医薬品の効能効果を暗示するものとみなされる。製品中に医薬品成分が検出される場合もあり、いずれも無承認無許可医薬品として、法に基づく取締りの対象となる

✓ これまでにそうした無承認無許可医薬品の摂取によって重篤な健康被害が発生した事例も知られており、厚生労働省、消費者庁や都道府県等では、因果関係が完全に解明されていなくとも、広く一般に対して注意を喚起して健康被害の拡大防止を図るため、製品名等を公表している

✓ 薬局、店舗販売業又は配置販売業に従事する専門家においては、行政庁が公表する無承認無許可医薬品情報、健康被害情報に日頃から留意しておくことも重要である

やさしく解説

いわゆる健康食品とは

　「健康食品」という言葉は、一般的によく使われますが、法令で定義された言葉ではありません。つまり、健康によさそうな食品全般を便宜上、「健康食品」と呼んでいるということです。また、「健康食品」のうち、保健機能食品や特別用途食品を除いたものが「いわゆる健康食品」です。「いわゆる健康食品」は、一般食品と同じ扱いになるため、機能性の表示などはできません。

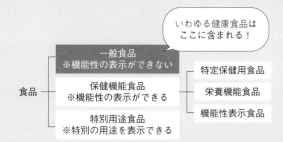

いわゆる健康食品は
ここに含まれる！

```
              一般食品
              ※機能性の表示ができない
                              ┌── 特定保健用食品
食品 ──┤     保健機能食品        ├── 栄養機能食品
              ※機能性の表示ができる  └── 機能性表示食品
              特別用途食品
              ※特別の用途を表示できる
```

　なお、無承認無許可医薬品については、31ページと75ページも参照して下さい。

第3章

医薬品の販売業の許可

▌プロローグ：薬を売るための色々な業態

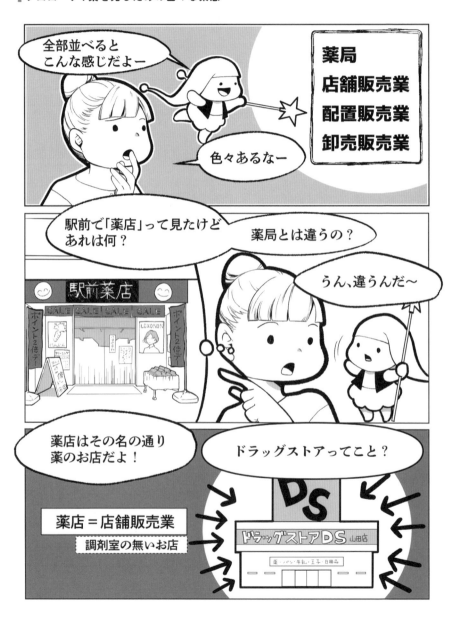

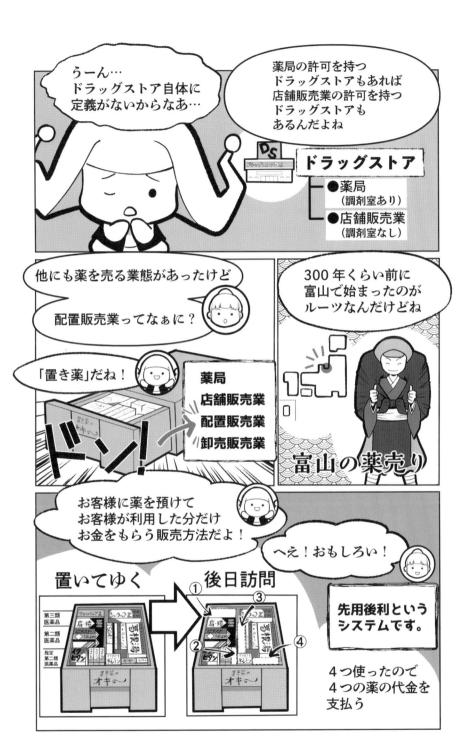

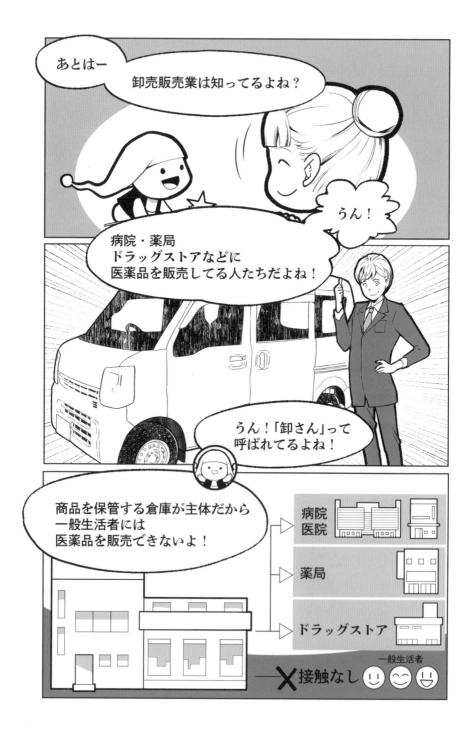

医薬品の販売業の許可　★★

- ✓ 薬局開設者又は医薬品の販売業の許可を受けた者でなければ、業として、医薬品を販売し、授与し、又は販売若しくは授与の目的で貯蔵し、若しくは陳列（配置することを含む）してはならない　法第24条第1項

- ✓ 医薬品の販売業の許可については、店舗販売業の許可、配置販売業の許可又は卸売販売業の許可の3種類に分けられている　法第25条

- ✓ 医薬品の販売業の許可のうち、一般の生活者に対して医薬品を販売等することができるのは、店舗販売業及び配置販売業の許可を受けた者だけである

- ✓ 薬局における医薬品の販売行為は、薬局の業務に付随して行われる行為であるので、医薬品の販売業の許可は必要としない

- ✓ これらの許可は、6年ごとに、その更新を受けなければ、その期間の経過によって、その効力を失う　法第24条第2項

やさしく解説

医薬品の販売業の許可の分類

医薬品の販売業の許可をまとめると、以下のようになります。

- 薬局開設の許可

  全ての許可で6年ごとに更新　　更新年数は「更新しないと無（6）効になる」と覚えよう

- 医薬品の販売業の許可
  - 店舗販売業の許可
  - 配置販売業の許可
  - 卸売販売業の許可　　一般生活者への医薬品の販売は禁止されている

販売方法の制限 　　　　　　　　　　　　　　　　　　　　　　　—

✓ 薬局開設者又は店舗販売業者は店舗による販売又は授与以外の方法により、配置販売業者は配置以外の方法により、それぞれ医薬品を販売し、授与し、又はその販売若しくは授与の目的で医薬品を貯蔵し、若しくは陳列してはならない　法第 37 条第 1 項

✓ 医薬品は、露店販売や現金行商等のような、事後において医薬品の購入者等の安全性を確保すること、また、販売側の責任や所在を追及することが困難となる形態での販売又は授与が禁止されている（いわゆる「売り逃げ」の防止）によるものである

やさしく解説

販売方法の制限

　医薬品の販売は、業態ごとに決まった販売方法で行わなければなりません。薬局開設者・店舗販売業者は店舗、配置販売業者は配置による方法で、医薬品を販売します。他の業態の販売方法を行いたい場合、別途、その業態の許可を受ける必要があります。

禁止された販売方法

　医薬品は、何か問題が起こった時に、責任の追及や、居場所の特定ができなくなる形態での販売が禁止されています。

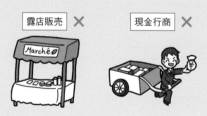

露店販売 ✕　　　現金行商 ✕

※配置販売業も行商の業態だが、現金売りではなく先用後利のため可

分割販売

✓ 薬局、店舗販売業及び卸売販売業では、特定の購入者の求めに応じて医薬品の包装を開封して分割販売（いわゆる「量り売り」、「零売」と呼ばれることもある）することができる

まとめ

分割販売の可否

薬局	店舗販売業	卸売販売業	配置販売業
可　※特定の購入者の求めに応じて行うことができる			不可

　配置販売業では、分割販売が禁止されています（117ページ）。頻出ですので必ず覚えましょう。また、毒薬・劇薬の開封販売の制限についても合わせて押さえておきましょう（44ページ）。

✓ 分割販売する場合には、法の規定に基づく容器等への記載事項、添付文書等への記載事項について、分割販売する薬局開設者又は医薬品の販売業者の責任において、それぞれ表示又は記載されなければならない　法第50条・第52条第2項

✓ 分割販売される医薬品の記載事項には、「分割販売を行う者の氏名又は名称並びに分割販売を行う薬局、店舗又は営業所の名称及び所在地」も含まれている　法第50条第15号、規則第210条第7号

✓ 医薬品をあらかじめ小分けし、販売する行為は、無許可製造、無許可製造販売に該当するため、認められない

分割販売と小分け販売の違い

　分割販売は、実際にドラッグストアで行う機会はあまりありませんが、漢方薬局などでは行われている方法です。例えば購入者から、大容量の漢方薬を少量にして販売してもらえないか相談があったとします。この場合は「特定の購入者の求め」になります。

　一方で、医薬品をあらかじめ小分けして販売する行為は、「特定の購入者の求め」ではなく、購入者が限定されていません。従って、小分け販売は無許可製造・無許可製造販売に該当します。

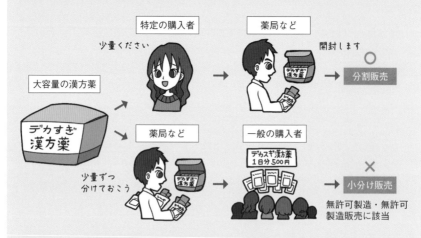

容器への記載事項などの表示

　分割販売を行う場合、外箱などを開封してから販売するため、商品に関する情報が不足します。よって、分割販売される医薬品には、容器や添付文書への記載事項などについて表示する必要があります。

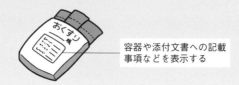

容器や添付文書への記載
事項などを表示する

2 薬局

■ プロローグ：「薬局開設者」と「薬局の管理者」の違い

👧 :「薬局開設者」と「薬局の管理者」って何が違うの？

🐷 :確かにわかりにくいよね。まず、「薬局開設者」は、「薬局を新たに始める者」のことだから、その薬局のオーナー、つまり「経営者」なんだ。

👧 :社長さんみたいなイメージ？

🐷 :そうだね。でも実際には、「薬局開設者」は、法人の場合も個人の場合もあるんだ。だから、薬局開設許可証の「氏名」の部分には、法人名が入る場合も個人名が入る場合もあるよ。

[薬局開設許可証の例]

```
許可番号〇〇〇
         薬局開設許可証

 氏名　株式会社〇〇

薬局の名称　〇〇薬局
薬局の所在地


〇〇区保健所長　佐藤　花子
有効期限〇〇
```

🐷 :それと、「薬局開設者」は、帳簿や業務手順書の準備など、薬局の経営に関する業務を担うよ。だから薬剤師でなくても OK。

👧 :つまり、登録販売者も「薬局開設者」になれるってことだね。

🐷 :その通り。次に、「薬局の管理者」は、「薬局を実地に管理する者」のことだから、店舗の責任者をイメージしてみて。

👧 :うんうん。

🐷 :「薬局の管理者」は、従業員の監督や医薬品の管理など、薬局の管理に関する業務を担うんだ。そうすると、そこで取り扱う医薬品について一番詳しい専門家がいいよね。

👧 :なるほど！　だから「薬局の管理者」は薬剤師じゃないといけないんだね。

薬局の概要

〈薬局の定義〉

- ✓ 薬局は、「薬剤師が販売又は授与の目的で調剤の業務並びに薬剤及び医薬品の適正な使用に必要な情報の提供及び薬学的知見に基づく指導の業務を行う場所（その開設者が併せ行う医薬品の販売業に必要な場所を含む）」と定義されている　法第 2 条第 12 項

- ✓ 薬局では、医薬品の調剤と併せて、店舗により医薬品の販売を行うことが認められている

- ✓ 調剤を実施する薬局は、医療提供施設としても位置付けられている

やさしく解説

薬局で可能な業務

薬局では、調剤のほか、医薬品の販売を行うことも可能です。その際、別途、医薬品販売業の許可は必要ありません。

調剤	医薬品の販売

 医師の処方箋に従い、特定の薬剤を調合します

 一般用医薬品などを販売します

〈薬局の許可〉

✓ 薬局は、「その所在地の都道府県知事（保健所を設置する市又は特別区の区域にある場合においては、市長又は区長）の許可を受けなければ、開設してはならない」と規定されている　法第4条第1項

✓ 都道府県知事は、調剤や医薬品の販売等を行うために必要な構造設備（構造設備規則第1条）を備えていないとき、並びに医薬品の調剤及び販売又は授与の業務を行う体制（体制省令第1条）が整っていないとき、又は申請者が薬事に関する法令等に違反し一定期間を経過していないときなどには、許可を与えないことができる　法第5条

〈薬局の取り扱い医薬品と販売従事者〉

✓ 薬局では、医療用医薬品の他、要指導医薬品及び一般用医薬品を取り扱うことができる

✓ 一般用医薬品のうち、第二類医薬品又は第三類医薬品に分類されたものの販売等に関しては、薬剤師の他に、登録販売者が購入者等への情報提供や相談対応を行うこともできる

✓ 医薬品を取り扱う場所であって、薬局として開設の許可を受けていないものについては、病院又は診療所の調剤所を除き、薬局の名称を付してはならない　法第6条、規則第10条

まとめ

薬局の取り扱い医薬品と販売従事者

	医療用医薬品（調剤）	要指導医薬品	一般用医薬品		
			第一類医薬品	第二類医薬品	第三類医薬品
薬剤師	○	○	○	○	○
登録販売者	×	×	×	○	○

薬局の管理者　　　　　　　　　　　　　　　　　　　　　　　ー

〈薬局の管理者の指定〉　法第7条第1項〜第4項

✓　薬局においては、調剤された薬剤や医薬品が保健衛生上遺漏なく販売等されるよう、その業務を適正に運営するための仕組みが設けられている

✓　薬局の開設の許可を受けた事業者（以下、薬局開設者）は、自らが薬剤師であるときは、その薬局を実地に管理しなければならず、自ら管理しない場合には、その薬局で薬事に関する実務に従事する薬剤師のうちから管理者を指定して実地に管理させなければならない

✓　薬局開設者が薬剤師でないときは、その薬局で薬事に関する実務に従事する薬剤師のうちから管理者を指定して実地に管理させなければならない

やさしく解説

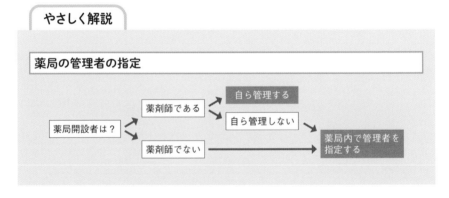

✓　管理者は、薬局に関する必要な業務を遂行し、必要な事項を遵守するために必要な能力及び経験を有する者でなければならない

✓　薬局の管理者は、その薬局の所在地の都道府県知事の許可を受けた場合を除き、その薬局以外の場所で業として薬局の管理その他薬事に関する実務に従事する者であってはならない

やさしく解説

薬局の管理者の兼務

薬局の管理者は、例外を除き、「管理者」や「薬事に関する実務」を兼務できません。薬局の管理者は常勤者の必要があるため、原則として管理者などの兼務は不可とされています。例外として兼務できるものには、学校薬剤師などがあります。

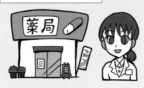

A 薬局 東京店の管理者

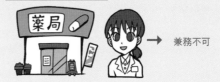

A 薬局 大阪店の管理者 → 兼務不可

〈薬局の管理者の義務〉

✓ 管理者は、保健衛生上支障を生ずるおそれがないよう、その薬局に勤務するその他の従業者を監督するなど、薬局の業務につき、必要な注意をしなければならず、薬局開設者に対して必要な意見を書面により述べなければならない　法第8条

✓ 薬局開設者は、その管理者の意見を尊重するとともに、法令遵守のために措置を講ずる必要があるときは、当該措置を講じ、かつ、講じた措置の内容（措置を講じない場合にあっては、その旨及びその理由）を記録し、これを適切に保存しなければならない　法第9条第2項

✓ 薬局開設者は、薬局の管理に関する業務その他の薬局開設者の業務を適正に遂行することにより、薬事に関する法令の規定の遵守を確保するために、必要な措置を講じるとともに、その措置の内容を記録し、適切に保存しなければならない　法第9条の2

地域連携薬局、専門医療機関連携薬局、健康サポート薬局 　一

種類	概要	やさしく言い換え
地域連携薬局 法第6条の2 第1項	✓ 医師若しくは歯科医師又は薬剤師が診療又は調剤に従事する他の医療提供施設と連携し、地域における薬剤及び医薬品の適正な使用の推進及び効率的な提供に必要な情報の提供及び薬学的知見に基づく指導を実施するために一定の必要な機能を有する薬局。その所在地の都道府県知事の認定を受けて地域連携薬局と称することができる	入退院時や在宅医療を地域で支える機能を持つ薬局
専門 医療機関 連携薬局 法第6条の3 第1項	✓ 医師若しくは歯科医師又は薬剤師が診療又は調剤に従事する他の医療提供施設と連携し、薬剤の適正な使用の確保のために専門的な薬学的知見に基づく指導を実施するために必要な機能を有する薬局。傷病の区分ごとに、その所在地の都道府県知事の認定を受けて専門医療機関連携薬局と称することができる	がん患者などに対して専門的な薬学管理・調剤ができる薬局
健康サポート薬局 規則第1条第2項 第6号	✓ 患者が継続して利用するために必要な機能及び個人の主体的な健康の保持増進への取組を積極的に支援する機能を有する薬局。薬局開設者は、健康サポート薬局である旨を表示するときは、その薬局を、厚生労働大臣が定める基準に適合するものとしなければならない	未病や予防の段階から健康増進を行う薬局

やさしく解説

認定薬局制度（地域連携薬局、専門医療機関連携薬局）と健康サポート薬局

　薬局には、様々な機能を持つ薬局があります。これにより患者さんは、自身に適した薬局を選択することができます。

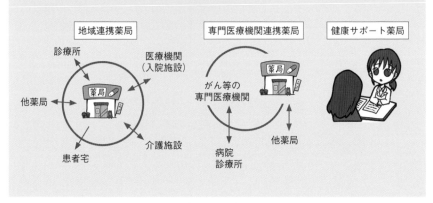

薬剤師不在時間 ★

〈薬剤師不在時間の概要〉

- ✓ 開店時間のうち、当該薬局において調剤に従事する薬剤師が当該薬局以外の場所においてその業務を行うため、やむを得ず、かつ、一時的に当該薬局において薬剤師が不在となる時間のことである　規則第1条第2項第2号

- ✓ 緊急時の在宅対応や急遽日程の決まった退院時カンファレンスへの参加のため、一時的に当該薬局において薬剤師が不在となる時間が該当する

- ✓ 学校薬剤師の業務やあらかじめ予定されている定期的な業務によって恒常的（※）に薬剤師が不在となる時間は認められず、従来通り、当該薬局における調剤応需体制を確保する必要がある
  ※物事の状態が一定であるさま

やさしく解説

薬剤師不在時間

　薬局には常時薬剤師がいる必要がありますが、やむを得ず緊急対応のために外出しなくてはならない場面もあります。以前はその場合に閉局しなくてはならなかったのですが、現在は然るべき対応を取ることで、閉局せずに一般用医薬品を販売することができます。薬剤師不在時間に該当する例としては、次のような場合があります。

緊急時の在宅対応

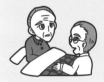

急遽決まった退院時カンファレンス

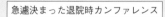

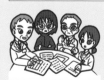

退院時カンファレンス
退院予定の患者さんが、自宅療養に在宅サービスを利用する必要のある場合に、医師・看護師・薬剤師などの専門家が集まって行われる会議

〈薬剤師不在時間の対応〉

✓ 薬局開設者は、薬剤師不在時間内は、調剤室を閉鎖する

✓ 調剤に従事する薬剤師が不在のため調剤に応じることができない旨等、薬剤師不在時間に係る掲示事項を当該薬局内の見やすい場所及び当該薬局の外側の見やすい場所に掲示しなければならない　規則第14条の3第3項等

✓ 薬剤師不在時間内は、薬局の管理を行う薬剤師が、薬剤師不在時間内に当該薬局において勤務している従事者と連絡ができる体制を備えている必要がある　体制省令第1条第1項第1号等

✓ 薬剤師不在時間内であっても、登録販売者が販売できる医薬品は、第二類医薬品又は第三類医薬品である

✓ 薬局開設者は、調剤室の閉鎖に加え、要指導医薬品陳列区画又は第一類医薬品陳列区画を閉鎖しなければならない。ただし、かぎをかけた陳列設備に要指導医薬品又は第一類医薬品を陳列する場合は、この限りでない　規則第14条の3第2項、構造設備規則第1条第1項第11号等

やさしく解説

薬剤師不在時間の対応

調剤室の閉鎖	要指導医薬品・第一類医薬品陳列区画の閉鎖	掲示	薬剤師との連絡体制

＿＿＿＿＿＿のため、薬剤師が〇時まで不在です。
法令の定めにより、薬剤師不在中に調剤を行うことはできませんのでご了承ください。
　　　　　　　〇〇薬局

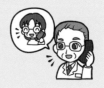

3 店舗販売業

プロローグ：研修期間を終えるのはいつ？

- ：ねぇヤッピー、2023年4月1日から登録販売者の管理者要件が変更になったって本当？
- ：よく知ってるね！
- ：今までは、過去5年間で従事期間が2年以上かつ1,920時間以上ある場合に管理者要件を満たすことができたよね？
- ：基本的にはそうだね。でも今は、過去5年間で従事期間が1年以上かつ1,920時間以上あって、必要な研修を受けている場合についても、管理者要件として認められるようになったよ。
- ：これってつまり、月160時間とか、月120時間とか、長時間で働く人に影響があるってことだよね？
- ：その通り。例えば月に160時間働いている人の場合、以前は、1年間で「1,920時間以上」の条件を満たすことができるけど、さらに「2年以上」の条件もクリアする必要があったんだ。
- ：なるほど。でも今は「1年以上」でOKなんだね。私も月160時間働いてるから、適用されるかどうか店長に聞いてみる！
- ：それがいいいね！　管理者要件については、法令を元に、会社独自のルールで運用されていることも多いからね。
- ：え、そうなの？
- ：例えば、「どの仕事を実務・業務時間にカウントするのか」などは会社によって全然違うんだ。特に転職する時は、面接時に会社のルールを確認しておくと安心だよ！
- ：そうなんだ〜。であれば私もこの機会に、自分がいつ研修期間を終えられるのかを改めて確認してみようっと！

〈店舗販売業の許可〉

- ✓ 店舗販売業の許可は、要指導医薬品又は一般用医薬品を、店舗において販売し、又は授与する業務について、店舗ごとに、その店舗の所在地の都道府県知事(その店舗の所在地が保健所を設置する市は特別区の区域にある場合においては、市長又は区長)が与える　法第25条第1号、法第26条第1項

- ✓ 都道府県知事は、許可を受けようとする店舗が必要な構造設備を備えていないとき、適切に医薬品を販売し、又は授与するために必要な体制が整っていないとき、又は申請者が薬事に関する法令等に違反し一定期間を経過していないときなどには、許可を与えないことができる　構造設備規則第2条、体制省令第2条、法第26条第4項

〈店舗販売業の取り扱い医薬品と販売従事者〉

- ✓ 薬局と異なり、薬剤師が従事していても調剤を行うことはできず、要指導医薬品又は一般用医薬品以外の医薬品の販売等は認められていない　法第27条

- ✓ 店舗販売業の許可を受けた事業者(以下、店舗販売業者)は、要指導医薬品については、薬剤師に販売又は授与させなければならない　法第36条の5第1項

- ✓ 一般用医薬品のうち、第一類医薬品については、薬剤師により販売又は授与させなければならないこととされており、第二類医薬品又は第三類医薬品については、薬剤師又は登録販売者に販売又は授与させなければならないこととされている　法第36条の9

- ✓ 要指導医薬品及び第一類医薬品は、その店舗において薬剤師がいない場合には、販売又は授与を行うことができない

まとめ

店舗販売業で販売可能な医薬品と販売従事者

	要指導医薬品	一般用医薬品		
		第一類医薬品	第二類医薬品	第三類医薬品
薬剤師	○	○	○	○
登録販売者	×	×	○	○

店舗販売業の管理者（店舗管理者）　

〈店舗管理者〉

✓ 店舗販売業においても、薬局と同様、医薬品が保健衛生上遺漏なく販売等されるよう、その業務を適正に運営するための仕組みが設けられている

✓ 店舗販売業者は、その店舗を、自ら実地に管理し、又はその指定する者に実地に管理させなければならない　法第28条第1項

✓ その店舗を実地に管理する者（以下、店舗管理者）は、薬剤師又は登録販売者でなければならない　法第28条第2項

✓ 店舗管理者は、店舗に関する必要な業務を遂行し、必要な事項を遵守するために必要な能力及び経験を有する者でなければならない　法第28条第3項

✓ 店舗管理者は、次の各号に掲げる区分に応じ、その店舗において医薬品の販売又は授与に従事しているものでなければならない　規則第140条第1項

	店舗の種類	店舗管理者
一	✓要指導医薬品又は第一類医薬品を販売し、授与する店舗	薬剤師
二	✓第二類医薬品又は第三類医薬品を販売し、授与する店舗	薬剤師又は登録販売者

✓ 店舗管理者は、その店舗の所在地の都道府県知事の許可を受けた場合を除き、その店舗以外の場所で業として店舗の管理その他薬事に関する実務に従事する者であってはならない　法第28条第4項

やさしく解説

店舗管理者の兼務

　店舗管理者は、例外を除き、「管理者」や「薬事に関する実務」を兼務できません。これは薬局の管理者の兼務（99ページ）と同じです。

〈管理者要件①　第二類・第三類医薬品を販売・授与する店舗〉

✓ 登録販売者は、薬局、店舗販売業又は配置販売業において、従事期間（下の表を参照）が過去5年間のうち通算して2年以上（従事期間が月単位で計算して、1か月に80時間以上従事した月が24月以上、又は、従事期間が通算して2年以上あり、かつ、過去5年間において合計1,920時間以上）ある、又は、従事期間が過去5年間のうち通算して1年以上（従事期間が月単位で計算して、1か月に160時間以上従事した月が12月以上、又は、従事期間が通算して1年以上あり、かつ、過去5年間において合計1,920時間以上）あり、施行規則に定められた毎年度受講する必要がある研修（継続的研修：15ページ）に加えて、店舗の管理及び法令遵守に関する追加的な研修を修了していることが必要である

【従事期間】

①	一般従事者として薬剤師又は登録販売者の管理及び指導の下に実務に従事した期間
②	登録販売者として業務（店舗管理者又は区域管理者としての業務を含む）に従事した期間

✓ これらの従事期間が通算して1年以上であり、かつ、過去に店舗管理者等として業務に従事した経験がある場合も店舗管理者となれる

〈管理者要件②　第一類医薬品を販売・授与する店舗〉　規則第 140 条第 2 項等

✓　薬剤師を店舗管理者とすることができない場合には、

　　●要指導医薬品若しくは第一類医薬品を販売し、若しくは授与する薬局
　　●薬剤師が店舗管理者である要指導医薬品若しくは第一類医薬品を販売し、若しくは授与する店舗販売業
　　●薬剤師が区域管理者である第一類医薬品を配置販売する配置販売業

　　において登録販売者として 3 年以上（従事期間が月単位で計算して、1か月に 80 時間以上従事した月が 36 月以上、又は、従事期間が通算して 3 年以上あり、かつ、過去 5 年間において合計 2,880 時間以上）業務に従事した者であって、その店舗において医薬品の販売又は授与に関する業務に従事するものを店舗管理者にすることができる

✓　この場合には、店舗管理者を補佐する薬剤師を置かなければならない

やさしく解説

実務経験と業務経験の違い

実務経験

一般従事者としての経験

業務経験

登録販売者としての経験

第二類・第三類医薬品を販売する店舗の管理者要件

　大きく分けて、次の3つの管理者要件があります。
　管理者要件を満たさない場合、研修中となり、薬剤師や登録販売者の管理・指導の下に医薬品を販売しなくてはなりません。つまり、ほかの資格者のサポート体制が必要になります（166 ページ）。

(1) 過去5年間で従事期間が2年以上（1,920時間以上）ある場合

　月に80時間以上従事した月が24月以上ある場合、管理者要件を満たします。この場合、月80時間×24月で、合計1,920時間となります。

　ただし、多様な勤務状況を踏まえ、月80時間を下回っている場合でも、2年以上（1,920時間以上）の経験があれば、管理者要件として認められます。例えば月32時間勤務している人では、5年間（60月）で合計1,920時間となり、管理者要件を満たすことができます。

［直近5年以内］

2年以上（1,920時間以上）の実務・業務経験

(2) 過去5年間で従事期間が1年以上（1,920時間以上）ある場合

　2023年4月1日より改正省令が施行され、こちらの管理者要件が新しく追加されました。月に160時間以上従事した月が12月以上あり、必要な研修を受講している場合に管理者要件を満たしますが、（1）同様、月160時間を下回っている場合でも、1年以上（1,920時間以上）の経験があれば認められます。例えば月120時間勤務している人では、1年4か月で管理者要件を満たすことができます。

［直近5年以内］

1年以上（1,920時間以上）の実務・業務経験　＋

継続的研修　＋　追加的研修

(3) 過去に店舗管理者としての経験がある場合

　登録販売者制度ができた2009年以降、従事期間が通算1年以上あり、過去に店舗管理者等としての業務経験がある場合に適用されます。

［2009年以降］

1年以上（1,920時間以上）の実務・業務経験　＋

店舗管理者等としての業務経験

第一類医薬品を販売する店舗の管理者要件

　過去5年間で従事期間が3年以上（2,880時間以上）ある場合に管理者要件を満たすことができます。

　月80時間以上従事した月が36月以上ある場合、管理者要件を満たします。この場合、80時間×36月で、合計2,880時間となります。

　ただし、多様な勤務状況を踏まえ、月80時間を下回っている場合でも、3年以上（2,880時間以上）の経験があれば、管理者要件として認められます。例えば月48時間勤務している人では、5年間（60月）で合計2,880時間となり、管理者要件を満たすことができます。

> ［直近5年以内］
>
> 3年以上（2,880時間以上）の業務経験

　なお、この場合の「業務経験」は、要指導医薬品もしくは第一類医薬品を販売している薬局・店舗販売業・配置販売業で積み、さらにその店舗販売業・配置販売業は、薬剤師が管理者である必要があります。

〈実務・業務経験の証明〉

　店舗販売業者は、その店舗において「一般従事者として薬剤師又は登録販売者の管理及び指導の下に実務に従事した者」及び「登録販売者として業務に従事した者」から、過去5年間においてその実務又は業務に従事したことの証明を求められたときは、速やかにその証明を行わなければならない　第百四十七条の九

〈店舗管理者の義務〉

✓　店舗管理者は、保健衛生上支障を生ずるおそれがないよう、その店舗に勤務する他の従事者を監督するなど、その店舗の業務につき、必要な注意をしなければならず、また、店舗販売業者に対して必要な意見を書面により述べなければならない　法第29条

✓ 店舗販売業者は、その店舗管理者の意見を尊重するとともに、法令遵守のために措置を講ずる必要があるときは、当該措置を講じ、かつ、講じた措置の内容（措置を講じない場合にあっては、その旨及びその理由）を記録し、これを適切に保存しなければならない　法第29条の2第2項

✓ 店舗販売業者は、店舗の管理に関する業務その他の店舗販売業者の業務を適正に遂行することにより、薬事に関する法令の規定の遵守を確保するために、必要な措置を講じるとともに、その措置の内容を記録し、適切に保存しなければならない　法第29条の3

④ 配置販売業

■プロローグ：配置販売業で販売できる医薬品

👧：配置販売業で販売できる医薬品って、店舗販売業と同じ？

🐻：ううん、配置販売業の場合、要指導医薬品は販売することができないよ。

👧：そうすると、一般用医薬品のみ販売できるってことだね。

🐻：うん、大まかにはそうなんだ。でも一般用医薬品の中でも、配置販売品目基準に適合するもののみ販売できるんだよ。

👧：配置販売品目基準……？

🐻：配置販売業は、お客様の家や事業所などに医薬品を配置する業態だから、配置できる医薬品にも一定の基準があるんだ。例えば、医薬品をお客様の家に長期保管することを想定すると、どんな商品がいいと思う？

👧：うーん……。まずは、保存の効くものかなぁ？

🐻：その通り！　配置販売品目基準には、つまりそういうことが書いてあるよ。

👧：なるほどね！

🐻：それと、配置販売品目以外の一般用医薬品の容器や外箱には、法定表示事項として、「店舗専用」の文字を記載する必要があるんだ。ここまでの話をまとめると、以下のようになるよ。

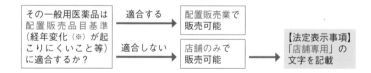

👧：へぇ～！「店舗専用」と書かれた商品なんて見たことないなぁ。

🐻：確かに「店舗専用」と書かれた商品はすご～く少ないから、あまり見かけないよね。

※経年変化：年月が経つうちに製品の品質・性能が変化すること

配置販売業の概要

〈配置販売業の許可〉

✓ 配置販売業の許可は、一般用医薬品を、配置により販売又は授与する業務について、配置しようとする区域をその区域に含む都道府県ごとに、その都道府県知事が与える　法第25条第2号、法第30条第1項

✓ 都道府県知事は、許可を受けようとする区域において適切に医薬品の配置販売するために必要な基準が整っていないとき、又は申請者が薬事に関する法令等に違反し一定期間を経過していないときなどには、許可を与えないことができる　体制省令第3条、法第30条第2項

〈配置販売業の販売形態〉

✓ 配置販売業は、購入者の居宅等に医薬品をあらかじめ預けておき、購入者がこれを使用した後でなければ代金請求権を生じない（先用後利）といった販売形態である

✓ 通常、常備薬として用いられる製品をひと揃い収めた「配置箱」を預けるが、これは法上、陳列に該当する

〈配置販売業の取り扱い医薬品と販売従事者〉

✓ 一般用医薬品のうち経年変化が起こりにくいこと等の基準（配置販売品目基準）に適合するもの以外の医薬品を販売等してはならない　法第31条

✓ 第一類医薬品の配置販売については、配置販売業の許可を受けた事業者(以下、配置販売業者）は、薬剤師により販売又は授与させなければならない

✓ 第二類医薬品又は第三類医薬品の配置販売については、薬剤師又は登録販売者に販売又は授与させなければならない　法第36条の9

✓ 薬剤師が配置販売に従事していない場合には、第一類医薬品の販売又は授与を行うことができない

配置販売業で販売可能な医薬品と販売従事者

　配置販売業は、一般用医薬品のうち、配置販売品目基準に適合するもののみ販売可能です。また、要指導医薬品は販売できません。

	一般用医薬品		
	第一類医薬品	第二類医薬品	第三類医薬品
薬剤師	○	○	○
登録販売者	×	○	○

やさしく解説

配置販売品目基準

　配置販売業はいわゆる「置き薬」による販売方法なので、一般用医薬品の中でも、一定の基準に適合する医薬品のみ扱うことができます。この基準を配置販売品目基準と言います。配置販売品目基準は、以下の通りです。

① 経年変化が起こりにくいこと
② 剤形、用法、用量等からみて、その使用方法が簡易であること
③ 容器又は被包が、壊れやすく、又は破れやすいものでないこと

　なお、この基準に当てはまらないものは、商品の包装に「店舗専用」と記載する必要があります。

配置販売業で取り扱えない品目

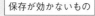
保存が効かないもの

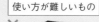
使い方が難しいもの

容器等が壊れやすいもの

×

×

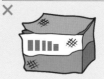
×

配置販売業の管理者（区域管理者） 一

〈区域管理者〉
- 配置販売業においても、薬局や店舗販売業と同様、医薬品が保健衛生上遺漏なく販売等されるよう、その業務を適正に運営するための仕組みが設けられている

- 配置販売業者は、その業務に係る都道府県の区域を、自ら管理し、又は当該都道府県の区域において配置販売に従事する配置員のうちから指定したものに管理させなければならない　法第31条の2第2項

- その区域を管理する者（以下、区域管理者）については、第一類医薬品を販売し、授与する区域においては薬剤師、第二類医薬品又は第三類医薬品を販売し、授与する区域においては薬剤師又は登録販売者でなければならない　法第31条の2第2項

- 区域管理者は、区域に関する必要な業務を遂行し、必要な事項を遵守するために必要な能力及び経験を有する者でなければならない　法第31条の2第3項

〈管理者要件〉
- 店舗管理者と内容が同じであるため割愛（106ページ）

〈区域管理者の義務〉
- 区域管理者は、保健衛生上支障を生ずるおそれがないように、その業務に関し配置員を監督するなど、その区域の業務につき、必要な注意をしなければならず、また、配置販売業者に対して必要な意見を書面により述べなければならない　法第31条の3

- 配置販売業者は、その区域管理者の意見を尊重するとともに、法令遵守のために措置を講ずる必要があるときは、当該措置を講じ、かつ、講じた措置の内容（措置を講じない場合にあっては、その旨及びその理由）を記録し、これを適切に保存しなければならない　法第31条の4第2項

✓ 配置販売業者は、区域の管理に関する業務その他の配置販売業者の業務を適正に遂行することにより、薬事に関する法令の規定の遵守を確保するために、必要な措置を講じるとともに、その措置の内容を記録し、適切に保存しなければならない　法第31条の5

配置販売業に関する手続き

✓ 配置販売業がいわゆる行商という業態による販売であることから、これに対し薬事監視を行いやすくする必要性に基づき、「配置販売業者又はその配置員は、医薬品の配置販売に従事しようとするときは、配置販売業者の氏名及び住所、配置販売に従事する者の氏名及び住所並びに区域及びその期間を、あらかじめ、配置販売に従事しようとする区域の都道府県知事に届け出なければならない」こととされている　規則第150条、法第32条

✓ 配置販売業者又はその配置員は、その住所地の都道府県知事が発行する身分証明書の交付を受け、かつ、これを携帯しなければ、医薬品の配置販売に従事してはならない　法第33条第1項

やさしく解説

配置従事届

　配置販売業者または配置員は、医薬品の配置販売に従事しようとする場合、配置従事届をあらかじめ提出しなければなりません。届出のタイミングは従事後ではないため、注意しましょう。

身分証明書

　配置販売業者・配置員は、その住所地の都道府県知事が発行する身分証明書の交付を受け、携帯しなければなりません。「その住所地」とは、申請者の住所地（住民票に記載の住所）です。「その住所地」を「配置販売区域」に変えたひっかけ問題に注意して下さい。

［配置従事届の見本］

（令和〇年度）配置従事届

令和〇年〇月〇日

〇〇県知事　様

届出者　住所

氏名

配置販売業者	住　所	東京都〇〇区〇〇町〇ー〇ー〇		
	氏　名	〇〇〇〇株式会社		
配置従事者	住　所	〇〇県〇〇市〇〇区〇〇町〇〇〇		
	氏　名	〇〇　〇〇		
連絡先	氏　名	〇〇　〇〇	電話	－　－
	住　所	〇〇県〇〇市〇〇区〇〇町〇〇〇		
期間及び区域	月　日から　　月　日まで		市区	
	月　日から　　月　日まで		市区	
	月　日から　　月　日まで		市区	

● 配置販売業者の氏名・住所
● 従事する者の氏名・住所
● 区域・期間

［身分証明書の見本］

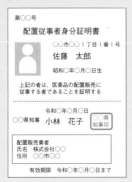

116

配置販売業に関する販売方法等の制限 ★

✓ 薬局開設者又は店舗販売業者が、配置による販売又は授与の方法で医薬品を販売等しようとする場合には、別途、配置販売業の許可を受ける必要がある

✓ 配置販売業者が、店舗による販売又は授与の方法で医薬品を販売等しようとする場合には、別途、薬局の開設又は店舗販売業の許可を受ける必要がある

✓ 配置販売業では、医薬品を開封して分割販売することは禁止されている
法第37条第2項

まとめ

薬局、店舗販売業、卸売販売業、配置販売業の違い

業態	薬局	店舗販売業	卸売販売業	配置販売業
更新	6年ごと			
調剤	○	×	×	×
販売可能な医薬品	✓医療用医薬品 ✓薬局製造販売医薬品 ✓要指導医薬品 ✓一般用医薬品	✓要指導医薬品 ✓一般用医薬品	✓医療用医薬品 ✓要指導医薬品 ✓一般用医薬品	✓一般用医薬品 ※厚生労働大臣の定める基準に適合した一般用医薬品（配置販売品目）のみ
分割販売	○ ※特定の購入者に対して行うことができる			×
許可する者	✓所在地の都道府県知事	✓店舗ごとに、店舗の所在地の都道府県知事	✓営業所ごとに都道府県知事	✓配置する区域をその区域に含む都道府県ごとに、その知事
管理者	[薬局の管理者] ✓薬剤師	[店舗管理者] ✓要指導・第一類医薬品販売店舗：原則薬剤師 ✓第二類・第三類医薬品販売店舗：薬剤師・登録販売者	[営業所管理者] ✓原則薬剤師	[区域管理者] ✓第一類医薬品販売区域：原則薬剤師 ✓第二類・第三類医薬品販売区域：薬剤師・登録販売者

▌プロローグ：登録販売者が販売できる薬

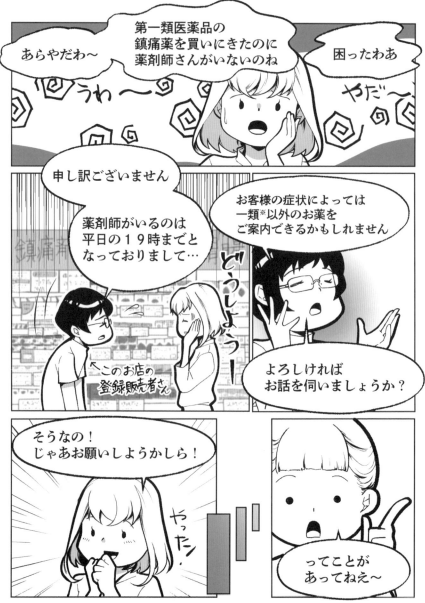

※一類：第一類医薬品／二類：第二類医薬品／三類：第三類医薬品　と省略している

118

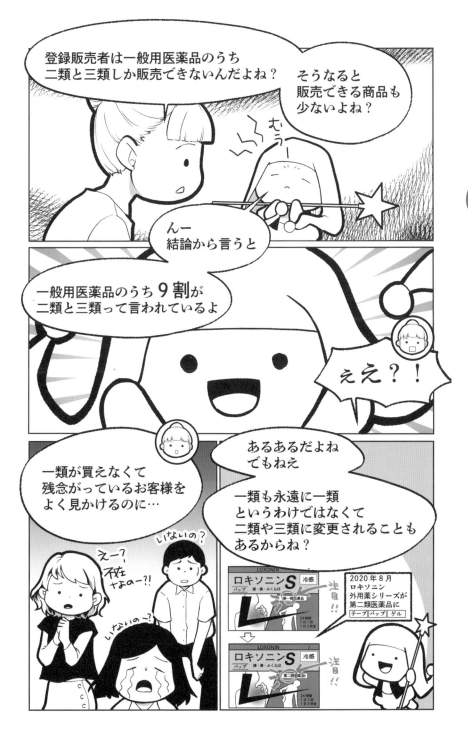

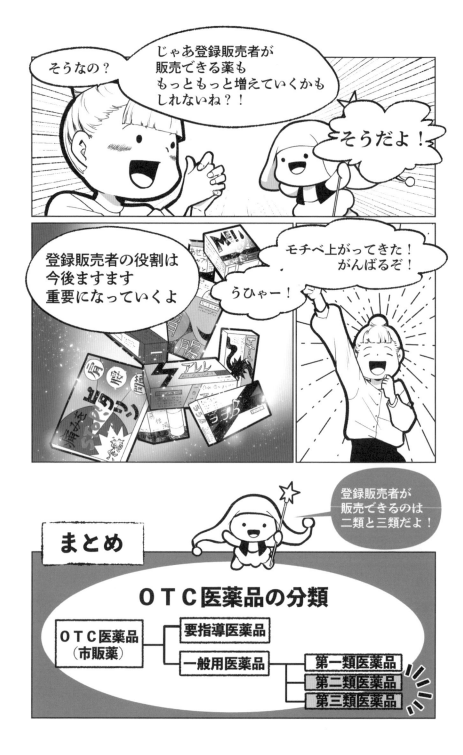

リスク区分に応じた販売従事者　　—

〈要指導医薬品の販売従事者〉

- 薬局開設者又は店舗販売業者は、法第 36 条の 5 の規定に基づき、要指導医薬品を販売し、授与する場合には、薬剤師に、販売させ、授与させなければならない

- 要指導医薬品を使用しようとする者以外の者に対しては、薬剤師、薬局開設者、医薬品の製造販売業者、製造業者若しくは販売業者、医師、歯科医師若しくは獣医師又は病院、診療所若しくは飼育動物診療施設の開設者に販売し、又は授与する場合を除き、正当な理由なく要指導医薬品を販売し、又は授与してはならない　法第 36 条の 5 第 2 項

- 薬局開設者又は店舗販売業者は、要指導医薬品を販売し、又は授与するに当たっては、次に掲げる方法（122 ページ）により、薬剤師に販売させ、又は授与させなければならない　法第 36 条の 5 第 1 項、規則第 158 条の 11

〈一般用医薬品の販売従事者〉

- 薬局開設者、店舗販売業者又は配置販売業者は、法第 36 条の 9 の規定に基づき、一般用医薬品を販売し、授与する場合には、次に掲げるリスク区分に応じて、当該各号に定める者に、販売・授与させなければならない

	リスク区分	販売又は授与する者
一	第一類医薬品	✓ 薬剤師
二	第二類医薬品及び第三類医薬品	✓ 薬剤師又は登録販売者

- 薬局開設者、店舗販売業者又は配置販売業者は、第一類医薬品を販売し、授与し、又は配置するに当たっては、次に掲げる方法（122 ページ）により、薬剤師に販売させ、又は授与させなければならず、 第二類医薬品又は第三類医薬品を販売し、又は授与するに当たっては、次に掲げる方法（122 ページ）により、薬剤師又は登録販売者に販売させ、又は授与させなければならない　法第 36 条の 9、規則第 159 条の 14 第 1 項・第 2 項

要指導医薬品・一般用医薬品の販売方法　　　　　　　　　　　一

	販売方法	やさしく言い換え	要指導医薬品	一般用医薬品	
				第一類	第二類第三類
(a)	✓当該要指導医薬品を購入し、又は譲り受けようとする者が、当該要指導医薬品を使用しようとする者であることを確認させること。当該要指導医薬品を購入し、又は譲り受けようとする者が、当該要指導医薬品を使用しようとする者でない場合は、当該者が薬剤師等である場合を除き、正当な理由の有無を確認させること	要指導医薬品の使用者の確認と、購入者が使用者本人ではない場合、正当な理由（例：大規模災害）の確認	義務	—	—
(b)	✓当該要指導医薬品を購入し、又は譲り受けようとする者及び当該要指導医薬品を使用しようとする者の他の薬局開設者又は店舗販売業者からの当該要指導医薬品の購入又は譲受けの状況を確認させること	他店での要指導医薬品の購入状況の確認	義務	—	—
(c)	✓（b）の規定により確認した事項を勘案し、適正な使用のために必要と認められる数量に限り、販売し、又は授与させること	要指導医薬品の適正使用に必要な数量（原則1人1個）の販売	義務	—	—
(d)	✓情報の提供及び指導（※1）を受けた者が当該情報の提供及び指導（※1）の内容を理解したこと並びに質問がないことを確認した後に、販売し、又は授与させること	情報提供内容の理解の確認と質問の有無	義務	義務	—
(e)	✓当該医薬品を購入し、又は譲り受けようとする者から相談があった場合には、情報の提供又は指導（※1）を行った後に、当該医薬品を販売し、又は授与させること	購入者から相談があった場合、情報提供後に販売	義務	義務	義務
(f)	✓当該医薬品を販売し、又は授与した薬剤師の氏名（※2）、当該薬局又は店舗の名称及び当該薬局又は店舗の電話番号その他連絡先を、当該医薬品を購入し、又は譲り受けようとする者に伝えさせること	販売した資格者の名前・店舗名・連絡先の案内	義務	義務	義務

※1：「指導」については、要指導医薬品のみ該当
※2：第二類医薬品・第三類医薬品については、薬剤師または登録販売者の氏名

やさしく解説

要指導医薬品の販売・情報提供の流れ

薬剤師：こちらのお薬をご使用になるのはどなたですか？ (a)

購入者：私です。

薬剤師：他の薬局やドラッグストアなどで、こちらのお薬を購入していませんか？ (b)

購入者：していません。

― 使用者の基本情報の確認と薬の説明を行う ―

購入者：こちらを2つほしいのですが、買えますか？

薬剤師：大変おそれ入りますが、こちらのお薬の販売は、お一人様につき1つと決められてございます。まずは1つお使いいただいて、症状が続くようであればまたご相談に来ていただいてもよろしいでしょうか？ (c)

購入者：そうなんですね。分かりました。

薬剤師：説明は以上になりますが、十分にご理解いただけましたか？ 他にご質問などはございませんか？ (d)

購入者：こちらは1日2回使うんでしたっけ？

薬剤師：はい、朝晩2回お使いください。 (e)

購入者：わかりました。

薬剤師：薬剤師の○○が説明いたしました。後日、わからない点などが出てきましたら、レシートに記載のある電話番号までご連絡ください。 (f)

※ (a) ～ (f) は、前ページの「要指導医薬品・一般用医薬品の販売方法」を参照

薬局医薬品、要指導医薬品、第一類医薬品の販売記録の保存

✓ 薬局開設者は、薬局医薬品、要指導医薬品又は第一類医薬品を販売し、又は授与したとき、店舗販売業者は、要指導医薬品又は第一類医薬品を販売し、又は授与したとき、配置販売業者は、第一類医薬品を配置したときは、次に掲げる事項を書面に記載し、2年間保存しなければならない　法第9条第1項、規則第14条第3項等

(a)	品名
(b)	数量
(c)	販売、授与、配置した日時
(d)	販売、授与、配置した薬剤師の氏名、情報提供を行った薬剤師の氏名
(e)	医薬品の購入者等が情報提供の内容を理解したことの確認の結果

✓ 薬局開設者、店舗販売業者又は配置販売業者は第二類医薬品又は第三類医薬品を販売し、授与し、又は配置したときは、上記（a）～（e）の事項を書面に記載し、保存するよう努めなければならない〔(e) については第二類医薬品のみ〕　法第9条第1項、規則第14条第4項等

✓ 薬局開設者、店舗販売業者又は配置販売業者は、医薬品を販売し、授与し、又は配置したときは、当該医薬品を購入し、又は譲り受けた者の連絡先を書面に記載し、保存するよう努めなければならない　法第9条第1項、規則第14条第5項等

やさしく解説

薬局医薬品、要指導医薬品、第一類医薬品の販売記録の例

(a)	販売した製品	製品名： □ 薬局医薬品　　□ 要指導医薬品　　□ 第一類医薬品		
(b)	販売個数	個		
(c)	販売日時	年　　　月　　　日（　　　）　　　時　　　分頃		
(d)	販売、情報提供した薬剤師氏名		購入者の連絡先 ※必要に応じ記入	
(e)	情報提供の理解の確認	□ 情報提供の内容を理解しました／理解したことを確認しました		
	特記事項			

※（a）～（e）は、前ページの「薬局医薬品、要指導医薬品、第一類医薬品の販売記録の保存」を参照

まとめ

薬局医薬品、要指導医薬品、第一類医薬品の販売記録の保存

	記載事項	薬局医薬品 要指導医薬品 第一類医薬品	第二類 医薬品	第三類 医薬品
(a)	品名	義務	努力義務	努力義務
(b)	数量			
(c)	販売、授与、配置した日時			
(d)	販売、授与、配置した薬剤師の氏名、情報提供を行った薬剤師の氏名（※）			
(e)	医薬品の購入者等が情報提供の内容を理解したことの確認の結果			—
他	医薬品を購入し、又は譲り受けた者の連絡先	努力義務		

※第二類医薬品・第三類医薬品の場合、薬剤師または登録販売者の氏名

125

プロローグ：飲み合わせの確認とお薬手帳

😊 ：今日は薬剤師さんが接客中に困っている様子だったの。その薬剤師さんとたまたまお昼休憩のタイミングが一緒だったから、何があったのか聞いてみたのね。

😊 ：うんうん。

😊 ：そしたら、お客様に現在服用中のお薬の名前を伺ったけど、思ったような答えが返ってこなかったんだって。

😊 ：お客様はなんて言ったんだろう？

😊 ：「高血圧のお薬で、"あ"から始まる白い錠剤」と答えたみたい。

😊 ：なるほど……。「高血圧の薬」も、「"あ"で始まる薬」も、「白い錠剤」もすごくたくさんあるもんね。

😊 ：薬剤師さんでもわからないことあるんだなぁって意外に思ったけど、言われてみれば確かにそうだね！

😊 ：それで薬剤師さんはどうしたのかな？

😊 ：お客様は初め「お薬手帳を忘れた」と話していたけれど、結局ちゃんとバッグに入っていたみたいで、大丈夫だったって！お薬手帳って、ドラッグストアで必要な場面もあるんだね。

😊 ：うんうん。薬剤師さんが医療用医薬品と一般用医薬品の飲み合わせを確認するときは、お薬手帳を活用するよ。口頭だとお客様が薬の名前を間違えてしまうこともあるからね。

😊 ：なるほどね！　お薬手帳って、服用中の医療用医薬品の情報が色々と書いてあるんだよね？

😊 ：基本的にはそうだけど、服用中の要指導医薬品や一般用医薬品、サプリメントなどの情報も一緒に書き込むことで、より適切に薬が使えるよ。

😊 ：お薬手帳って、すごく大切な役割があるんだね。

要指導医薬品の情報提供・指導 ★

〈要指導医薬品の情報提供・指導〉 法第36条の6第1項・第3項

- 薬局開設者又は店舗販売業者が要指導医薬品を販売又は授与する場合には、その薬局又は店舗において医薬品の販売又は授与に従事する薬剤師に、対面により、<u>必要事項を記載した書面</u>（表2：128ページ）を用いて、必要な情報を提供させ、<u>必要な薬学的知見に基づく指導</u>（表1：128ページ）を行わせなければならない

- 薬局開設者又は店舗販売業者は、これら情報提供又は指導ができないとき、その他要指導医薬品の適正な使用を確保することができないと認められるときは、要指導医薬品を販売又は授与してはならない

- 当該要指導医薬品を使用しようとする者が薬剤服用歴その他の情報を一元的かつ経時的に管理できる手帳（お薬手帳）を所持しない場合はその所持を勧奨し、当該者がお薬手帳を所持する場合は、必要に応じ、当該お薬手帳を活用した情報の提供及び指導を行わせることとされており、お薬手帳には、要指導医薬品についても記録することが重要である

やさしく解説

お薬手帳とは

お薬手帳とは、お客様が使用している<mark>医薬品の名前や使い方</mark>、<mark>アレルギー歴や副作用歴</mark>などの情報を記録する手帳です。主に<mark>薬の飲み合わせ</mark>などを確認する時に使用します。医療用医薬品だけでなく、要指導医薬品や一般用医薬品、サプリメントなどについても書き込むことが可能です。

〈表1：要指導医薬品の情報提供・指導の方法〉 規則第158条の12第1項等

	情報提供・指導の方法	やさしく言い換え
①	✓当該薬局又は店舗内の情報提供及び指導を行う場所で行わせること	定められた情報提供・指導場所での実施
②	✓当該要指導医薬品の特性、用法、用量、使用上の注意、当該指導医薬品との併用を避けるべき医薬品その他の当該要指導医薬品の適正な使用のため必要な情報を、当該要指導医薬品を購入し、又は譲り受けようとする者、又は使用しようとする者の状況に応じて個別に提供させ、必要な指導を行わせること	適正使用のために必要な情報の提供・指導
③	✓当該要指導医薬品を使用しようとする者がお薬手帳を所持しない場合はその所持を勧奨し、当該者がお薬手帳を所持する場合は、必要に応じ、当該お薬手帳を活用した情報の提供及び指導を行わせること	お薬手帳の所持の勧奨と活用
④	✓当該要指導医薬品の副作用その他の事由によるものと疑われる症状が発生した場合の対応について説明させること	副作用への対応についての説明
⑤	✓情報の提供及び指導を受けた者が当該情報の提供及び指導の内容を理解したこと及び更なる質問の有無について確認させること	情報提供・指導内容の理解の確認
⑥	✓必要に応じて、当該要指導医薬品に代えて他の医薬品の使用を勧めさせること	代替医薬品の勧奨
⑦	✓必要に応じて、医師又は歯科医師の診断を受けることを勧めさせること	受診勧奨
⑧	✓情報の提供及び指導を行った薬剤師の氏名を伝えさせること	薬剤師名の伝達

〈表2：要指導医薬品の情報提供に用いる書面の記載事項〉 規則第158条の12第2項他

	書面の記載事項	やさしく言い換え
1	✓当該要指導医薬品の名称	販売名
2	✓当該要指導医薬品の有効成分の名称及びその分量	成分名・分量
3	✓当該要指導医薬品の用法及び用量	用法・用量
4	✓当該要指導医薬品の効能又は効果	効能・効果
5	✓当該要指導医薬品に係る使用上注意のうち、保健衛生上の危害の発生を防止するために必要な事項	保健衛生上の危害の発生を防止するために必要な事項
6	✓その他当該要指導医薬品を販売し、又は授与する薬剤師がその適正な使用のために必要と判断する事項	薬剤師が必要と判断する事項

やさしく解説

要指導医薬品の情報提供に用いる書面

書面は、電磁的記録（タブレット端末など）への表示でも可能です。

説明文書

1	名称	○○点眼薬
2	成分・分量	＝＝＝
3	用法・容量	＝＝＝
4	効能・効果	＝＝＝
5		＝＝＝
6		＝＝＝

〔注意事項〕 ＝＝＝

〈要指導医薬品の情報提供・指導を行う前の確認事項〉 法第36条の6第2項、規則第158条の12第4項

✓ 薬局開設者又は店舗販売業者は、情報の提供及び指導を行わせるに当たって、薬剤師に、あらかじめ、次に掲げる事項を確認させなければならない

	情報提供・指導の方法	やさしく言い換え
(i)	✓年齢	年齢
(ii)	✓他の薬剤又は医薬品の使用の状況	他の医薬品の使用状況
(iii)	✓性別	性別
(iv)	✓症状	症状
(v)	✓（ⅳ）の症状に関して医師又は歯科医師の診断を受けたか否かの別及び診断を受けたことがある場合にはその診断の内容	（ⅳ）の症状に関する医療機関の受診状況
(vi)	✓現にかかっている他の疾病がある場合は、その病名	持病
(vii)	✓妊娠しているか否か及び妊娠中である場合は妊娠週数	妊娠週数
(viii)	✓授乳しているか否か	授乳の有無
(ix)	✓当該要指導医薬品に係る購入、譲受け又は使用の経験の有無	この医薬品の使用歴
(x)	✓調剤された薬剤又は医薬品の副作用その他の事由によると疑われる疾病にかかったことがあるか否か、かかったことがある場合はその症状、その時期、当該薬剤又は医薬品の名称、有効成分、服用した量及び服用の状況	副作用歴
(xi)	✓その他情報の提供を行うために確認することが必要な事項	その他必要事項

やさしく解説

使用者の基礎情報を確認する流れ

薬剤師：お薬を適切に使っていただくために、お客様にいくつかご質問してもよろしいでしょうか？

使用者：はい、構いません。

薬剤師：年齢はおいくつですか？ (i)

使用者：30 歳です。

薬剤師：他のお薬やサプリメントは服用していませんか？ (ii)

使用者：たまに服用するお薬があるのですが、何て名前だっけ……。

薬剤師：本日はお薬手帳をお持ちですか？

使用者：あります、こちらです。

薬剤師：ありがとうございます、お預かりいたします。妊娠や授乳中ではありませんか？ (iii) (vii) (viii)

使用者：妊娠しています。

薬剤師：妊娠週数を教えてください。 (vii)

使用者：妊娠 5 か月です。

薬剤師：5 か月ですね。今日はどのような症状で来店しましたか？ (iv)

使用者：目のかわきがあります。

薬剤師：その症状で医療機関にはかかりましたか？ (v)

使用者：いいえ、かかっていません。

薬剤師：そちらの症状の他に治療中の病気などはありませんか？ (vi)

使用者：緑内障予備軍だと言われて、1 年に 1 回検診を受けています。でも緑内障と診断されたことはありません。

薬剤師：詳しく教えていただきありがとうございます。こちらの薬を使用されたことはありますか？ (ix)

使用者：ありません。

薬剤師：今までに薬を使って体調が悪くなったことはありますか？ (x)

使用者：ないですね。

※ (i) 〜 (x) は、前ページの〈要指導医薬品の情報提供・指導を行う前の確認事項〉を参照

〈要指導医薬品の相談応需〉　法第 36 条の 6 第 4 項

✓ 薬局開設者又は店舗販売業者は、要指導医薬品の適正な使用のため、その薬局若しくは店舗において要指導医薬品を購入し、若しくは譲り受けようとする者又はその薬局若しくは店舗において要指導医薬品を購入し、若しくは譲り受けた者若しくはこれらの者によって購入され、若しくは譲り受けられた要指導医薬品を使用する者から相談があった場合には、その薬局又は店舗において医薬品の販売又は授与に従事する薬剤師に、必要な情報を提供させ、又は必要な薬学的知見に基づく指導を行わせなければならない

やさしく解説

要指導医薬品の相談応需

　薬局開設者・店舗販売業者は、販売時や販売後に、購入者やその医薬品の使用者から相談があった場合、薬剤師に必要な情報提供と指導を行わせなければなりません。

第一類医薬品の情報提供

〈第一類医薬品の情報提供〉　法第 36 条の 10 第 1 項・第 2 項

✓ 薬局開設者又は店舗販売業者が第一類医薬品を販売又は授与する場合には、その薬局又は店舗において医薬品の販売又は授与に従事する薬剤師に、必要事項を記載した書面（表 2：132 ページ）を用いて、必要な情報を提供（表 1：132 ページ）させなければならない

✓ 当該第一類医薬品を使用しようとする者がお薬手帳を所持する場合は、必要に応じ、当該お薬手帳を活用した情報の提供を行わせることとされており、要指導医薬品と同様にお薬手帳には、一般用医薬品についても記録することが重要である

〈表1：第一類医薬品の情報提供の方法〉 規則第 159 条の 15 第 1 項等

やさしく解説

第一類医薬品の情報提供の方法

　要指導医薬品の場合とほぼ同じ内容です。128 ページの表 1 の記述における「要指導医薬品」を、「第一類医薬品」に読み替えてください。それ以外の記述において要指導医薬品と比較して異なる点は、次の通りです。

異なる点	要指導医薬品	第一類医薬品
指導までさせるかどうか	情報提供及び指導	情報提供のみ
お薬手帳について	③当該要指導医薬品を使用しようとする者がお薬手帳を所持しない場合はその所持を勧奨し、当該者がお薬手帳を所持する場合は、必要に応じ、当該お薬手帳を活用した情報の提供及び指導を行わせること	③当該一般用医薬品を使用しようとする者がお薬手帳を所持する場合は、必要に応じ、当該お薬手帳を活用した情報の提供を行わせること
代替医薬品の勧奨	⑥必要に応じて、当該要指導医薬品に代えて他の医薬品の使用を勧めさせること	（項目なし）

〈表2：第一類医薬品の情報提供に用いる書面の記載事項〉 規則第 159 条の 15 第 2 項等

やさしく解説

第一類医薬品の情報提供に用いる書面の記載事項

　要指導医薬品の場合と同じ内容なので、割愛します。128 ページの表 2 の記述における「要指導医薬品」を、「第一類医薬品」に読み替えてください。

〈第一類医薬品の情報提供を行う前の確認事項〉 法第 36 条の 10 第 2 項、規則第 159 条の 15 第 4 項

- ✓ 薬局開設者又は店舗販売業者は、情報の提供を行わせるに当たっては、薬剤師に、あらかじめ、次に掲げる事項を確認させなければならないと規定されている

やさしく解説

| 第一類医薬品の情報提供を行う前の確認事項 |

　要指導医薬品の場合と同じ内容なので、割愛します。129 ページの表の記述における「要指導医薬品」を「第一類医薬品」に読み替えてください。

〈配置販売業者が第一類医薬品を配置する場合に行われる情報提供〉 法第 36 条の 10 第 7 項、規則第 159 条の 18

- ✓ 配置販売業者については、その業務に係る都道府県の区域において第一類医薬品を配置する場合には、医薬品の配置販売に従事する薬剤師に、必要事項を記載した書面を用いて、必要な情報を提供させなければならない

- ✓ 第一類医薬品に関する情報の提供を受けた者が情報提供の内容を理解したことを確認した後でなければ、当該第一類医薬品を販売し、又は授与してはならない

〈第一類医薬品の情報提供に関する規定〉 法第 36 条の 10 第 6 項

- ✓ 第一類医薬品を購入し、又は譲り受ける者から説明を要しない旨の意思の表明があり、薬剤師が、当該第一類医薬品が適正に使用されると認められると判断した場合には、適用しない

要指導医薬品と第一類医薬品に関する情報提供の違い

　要指導医薬品と第一類医薬品の情報提供に関する大きな違いの1つが、先述した「説明不要の意思表明があった場合」の規定です。第一類医薬品にはこのような規定がありますが、要指導医薬品にはありません。

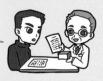

何度か使ったことがあるので情報提供はいりません

第二類・第三類医薬品の情報提供　★

〈第二類医薬品の情報提供〉

✓　薬局開設者又は店舗販売業者が第二類医薬品を販売又は授与する場合には、医薬品の販売又は授与に従事する薬剤師又は登録販売者に、必要な情報を提供させるよう努めなければならない　法第36条の10第3項

✓　薬局開設者又は店舗販売業者は、情報の提供を行わせるに当たっては、薬剤師又は登録販売者に、あらかじめ、（ⅰ）～（ⅺ）に掲げる事項（129ページ）を確認させるよう努めなければならない　法第36条の10第4項

✓　配置販売業者については、その業務に係る都道府県の区域において第二類医薬品を配置する場合には、医薬品の配置販売に従事する薬剤師又は登録販売者に、必要な情報を提供させるよう努めなければならない　法第36条の6第7項、規則第159条の18

〈指定第二類医薬品の情報提供〉

✓　第二類医薬品に分類された医薬品のうち、特定の使用者（小児、妊婦等）や相互作用に関して使用を避けるべき注意事項があり、それに該当する使用がなされた場合に重大な副作用を生じる危険性が高まる成分、又は依存性・習慣性がある成分が配合されたもの（指定第二類医薬品）については、

薬剤師又は登録販売者による積極的な情報提供の機会がより確保されるよう、陳列方法を工夫する等の対応が求められる

✓ 指定第二類医薬品を販売又は授与する場合には、当該指定第二類医薬品を購入しようとする者等が、禁忌事項を確認すること及び当該医薬品の使用について薬剤師又は登録販売者に相談することを勧める旨を確実に認識できるようにするために必要な措置を講じなければならない　法第9条第1項、規則第15条の7等

〈第三類医薬品の情報提供〉
✓ 薬局開設者、店舗販売業者又は配置販売業者が、第三類医薬品に区分された医薬品を販売又は授与する場合には、薬剤師又は登録販売者に、必要な情報提供をさせることが望ましい

一般用医薬品の相談応需

〈一般用医薬品の相談応需〉
✓ 薬局開設者又は店舗販売業者は、一般用医薬品の適正な使用のため、その薬局若しくは店舗において一般用医薬品を購入し、若しくは譲り受けようとする者又はその薬局若しくは店舗において一般用医薬品を購入し、若しくは譲り受けた者若しくはこれらの者によって購入され、若しくは譲り受けられた一般用医薬品を使用する者から相談があった場合には、医薬品の販売又は授与に従事する薬剤師又は登録販売者に、必要な情報を提供させなければならない　法第36条の10第5項、規則第159条の17

✓ 配置販売業者については、配置販売によって一般用医薬品を購入し、若しくは譲り受けようとする者又は配置した一般用医薬品を使用する者から相談があった場合には、医薬品の配置販売に従事する薬剤師又は登録販売者に、必要な情報を提供させなければならない　法第36条の10第7項、規則第159条の18

✓ 薬局開設者、店舗販売業者又は配置販売業者は、一般用医薬品を購入し、又は譲り受けようとする者から相談があった場合には、情報の提供を行った後に、販売し又は授与しなければならない

〈リスク区分に応じた販売従事者と情報提供〉

リスク区分	対応する専門家	購入者側から質問等がなくても行う積極的な情報提供	情報提供を行う場所	購入者側から相談があった場合の応答
要指導医薬品	✓薬剤師	✓対面により、書面を用いた情報提供及び薬学的知見に基づく指導を義務付け	✓情報提供を行う場所（配置販売の場合は医薬品を配置する場所）	✓義務
第一類医薬品		✓書面を用いた情報提供を義務付け		
第二類医薬品	✓薬剤師 ✓登録販売者	✓努力義務		
第三類医薬品		（法上の規定は特になし）		

7 リスク区分に応じた陳列等

■ プロローグ：指定第二類医薬品の7メートルルール

👧：この間 SNS で、どこかのドラッグストアの「店頭の写真」と一緒に、「この薬、カウンターから 7 メートル以上離れてそうだけど大丈夫？」って誰かが投稿していたの。一般用医薬品の陳列に、そんなルールがあるの？

🐷：指定第二類医薬品は、「『情報提供を行うための設備』から 7 メートル以内の範囲に陳列しなければならない」ということになっているから、もしかしたらそのことかもしれないなぁ。例外規定もあるけどね。

👧：そうなんだ！　じゃあその医薬品は指定第二類医薬品だったのかもしれないね。

🐷：医薬品は陳列についても結構、色々なルールがあるから、気を付けないといけないね。

👧：多くのドラッグストアでは、要指導医薬品や第一類医薬品は、カウンターの後ろに置いてあるよね。

🐷：そうだね。要指導医薬品と第一類医薬品は、お客様が自由に取ることができない場所に陳列しないといけないからね。

👧：なるほど〜！

🐷：それとさっき話していた指定第二類医薬品にも 7 メートルルールがあるから、基本的に一般用医薬品は、情報提供カウンターのすぐ近くに置いてあることが多いよ。

👧：確かにうちのお店も、情報提供カウンターのあるレジのすぐそばが医薬品コーナーで、そこから一番遠いところに健康食品や日用雑貨が並んでいるな〜。店内のレイアウトには、そういう意味があったんだね。

🐷：第 4 章で学ぶことを念頭に置きながらドラッグストアの店内を歩いてみると、結構発見があるよ。

👧：確かに！　明日やってみよっと〜♪

薬局・店舗販売業における陳列

〈薬局・店舗販売業における陳列〉 法第 57 条の 2 第 1 項

✓ 薬局開設者又は店舗販売業者は、医薬品を他の物と区別して貯蔵し、又は陳列しなければならない

やさしく解説

薬局及び店舗販売業における陳列

上記文章のうち、「他の物」とは、医薬品以外の物（医薬部外品、化粧品、食品など）を指します。

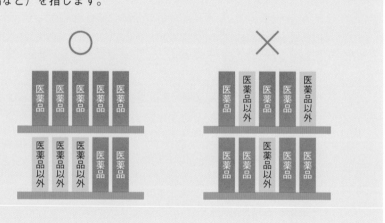

〈要指導医薬品の陳列〉 法第 57 条の 2 第 2 項

✓ 薬局開設者又は店舗販売業者は、要指導医薬品及び一般用医薬品を陳列する場合には、<u>次の方法</u>によりこれらを区別して陳列しなければならない

リスク区分	陳列方法	平面図番号（※）
要指導医薬品	✓ 要指導医薬品は、要指導医薬品陳列区画（陳列設備から1.2メートル以内の範囲）の内部の陳列設備に陳列しなければならない。ただし、次の場合を除く ⅰ）かぎをかけた陳列設備に陳列する場合 ⅱ）要指導医薬品を購入しようとする者等が直接手の触れられない陳列設備に陳列する場合 ✓ 要指導医薬品及び一般用医薬品を混在しないように陳列しなければならない	①

※平面図番号は、次ページの「やさしく解説　要指導医薬品・一般用医薬品の陳列の例」に対応

〈一般用医薬品の陳列〉　法第57条の2第3項

✓ 薬局開設者又は店舗販売業者は、一般用医薬品を陳列する場合は、第一類医薬品、第二類医薬品、第三類医薬品の区分ごとに、次の方法により陳列しなければならない

リスク区分	陳列方法	平面図番号（※）
第一類	✓ 第一類医薬品は、第一類医薬品陳列区画（陳列設備から1.2メートル以内の範囲）の内部の陳列設備に陳列しなければならない。ただし、次の場合を除く ⅰ）かぎをかけた陳列設備に陳列する場合 ⅱ）第一類医薬品を購入しようとする者等が直接手の触れられない陳列設備に陳列する場合	②
指定第二類	✓ 指定第二類医薬品は、構造設備規則に規定する「情報提供を行うための設備」から7メートル以内の範囲に陳列しなければならない。ただし、次の場合を除く ⅰ）かぎをかけた陳列設備に陳列する場合 ⅱ）指定第二類医薬品を陳列する陳列設備から1.2メートルの範囲に、医薬品を購入しようとする者等が進入することができないよう必要な措置が取られている場合	③
第二類 第三類	✓ 第一類医薬品、第二類医薬品及び第三類医薬品を混在しないように陳列しなければならない	④

※平面図番号は、次ページの「やさしく解説　要指導医薬品・一般用医薬品の陳列の例」に対応

要指導医薬品・一般用医薬品の陳列の例

この平面図では情報を簡略化して描いています。実際の陳列では、医薬品は薬効分類ごとに分けられ、一つの棚に第二類医薬品（指定第二類医薬品含む）と第三類医薬品が一緒に置いてあることがほとんどです。

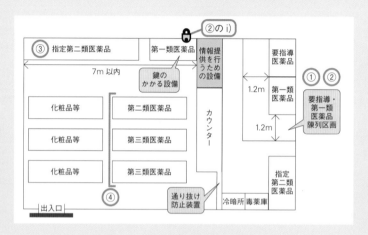

リスク区分ごとの陳列

一般用医薬品は、リスク区分ごとに混在しないように陳列しなければなりません。

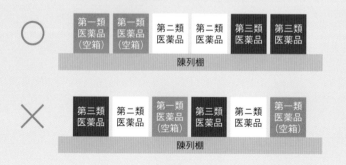

〈医薬品を販売しない時間の対応〉 規則第14条の3第1項・第2項等

✓ 薬局開設者又は店舗販売業者は、要指導医薬品又は一般用医薬品を販売し、又は授与しない時間は、要指導医薬品又は一般用医薬品を通常陳列し、又は交付する場所を閉鎖しなければならない

✓ 要指導医薬品又は第一類医薬品を販売し、又は授与する薬局開設者又は店舗販売業者は、要指導医薬品又は第一類医薬品を販売し、又は授与しない時間は、要指導医薬品陳列区画又は第一類医薬品陳列区画を閉鎖しなければならない（かぎをかけた陳列設備に要指導医薬品又は第一類医薬品を陳列している場合は、この限りでない）

やさしく解説

医薬品を陳列・交付する場所の閉鎖

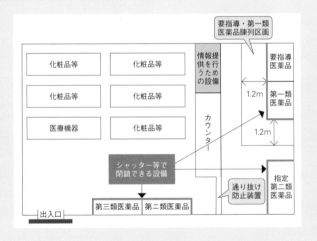

配置販売業における陳列 —

✓ 配置販売業者は、医薬品を他の物と区別して貯蔵し、又は陳列しなければ
ならない 法第57条の2第1項

✓ 配置販売業者は、一般用医薬品を陳列する場合は、第一類医薬品、第二類
医薬品、第三類医薬品の区分ごとに陳列しなければならないとされており、
第一類医薬品、第二類医薬品及び第三類医薬品を混在させないように配置
しなければならない 規則第218条の4第2項

やさしく解説

配置箱の内部の陳列

配置箱の中も、リスク区分ごとに陳列します。

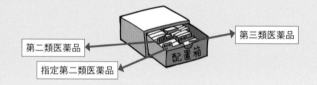

医薬品の販売業に共通の陳列 —

✓ 薬局や医薬品の販売業において、医薬品を販売する店舗と同一店舗で併せ
て、食品(保健機能食品を含む)、医薬部外品、化粧品等の販売が行われる
場合には、医薬品と他の物品を区別して貯蔵又は陳列することが求められ
る 第57条の2第1項

✓ 薬局開設者、店舗販売業者又は配置販売業者が販売等することにより、一
般の生活者に医薬品でない製品(食品、医薬部外品、化粧品等)について
医薬品的な誤認を与えることのないよう、又は医薬品について食品的若し
くは化粧品的な使用目的、使用方法と誤認を与えることのないよう、十分
配慮される必要がある

8 薬局・店舗における掲示

プロローグ：貼り紙の謎

：私が勤務しているドラッグストア、レジカウンターのところにいくつか貼り紙がしてあるの。

：へぇ〜！　よく気づいたね！何が書いてあった？

：1つは店舗の許可の区分やスタッフの名前が書いてあって、もう1つは医薬品の定義や陳列についての説明が書いてあったよ。

：さっすがマコちゃん！　薬局やドラッグストアなどの店舗では、掲示しなくてはならないものが2つあるんだ。1つめが「薬局又は店舗の管理及び運営に関する事項」で、2つめが「薬局製造販売医薬品、要指導医薬品及び一般用医薬品の販売制度に関する事項」だよ。

：んん？　長すぎてちょっと何を言ってるのかわからない……。

：簡単に言うと、「お店や人に関する事項」と「医薬品に関する事項」だよ。

：なるほど！　お客様に店舗を利用してもらうにあたっての、お店と医薬品の紹介みたいな感じ？

：うんうん。そんな感じ！

：でもさ、配置販売業の場合はどうなるの？　お店自体がないから、掲示する必要はないってこと？

：ううん、配置販売業の場合は「掲示」はしないけど、同じ内容の書面を「添付」して医薬品を配置しなければならないよ。

：なるほど！　書面を掲示する代わりに、配置箱に添えるんだね。

：その通り。ここは項目がかなりたくさんある上に、登録販売者試験で超頻出の部分だよ。でも出題傾向に慣れてしまえばそんなに難しくはないから、一緒にがんばろうね！

：よぉぉぉし！　攻略するぞ〜！

薬局・店舗における掲示

✓ リスク区分に応じた情報提供又は相談対応の実効性を高めるため、薬局開設者又は店舗販売業者は、当該薬局又は店舗を利用するために必要な次の情報を、当該薬局又は店舗の見やすい位置に掲示板で掲示しなければならない　法第9条の5、規則第15条の15等

やさしく解説

薬局・店舗における掲示

　頻出の部分です。覚える項目が多いため、まずはざっくりと何を掲示するのかを把握しましょう。薬局・店舗に掲示するものは、以下の2つです。

	掲示するもの	やさしく言い換え	やさしく解説
(1)	薬局又は店舗の管理及び運営に関する事項（145ページ）	お店・人に関する事項	お店の許可の区分やそこに勤務する人たちの名前など、お店の管理・運営体制について記載します。
(2)	薬局製造販売医薬品、要指導医薬品及び一般用医薬品の販売制度に関する事項（146ページ）	医薬品に関する事項	医薬品の定義や表示、情報提供の仕方など、医薬品の販売制度について記載します。

掲示の場所

　店舗のレジやカウンターの周りなど、お客様が見やすい場所に貼られていることが多いです。薬局やドラッグストアに行ったときに探してみてくださいね。

(1) 薬局又は店舗の管理及び運営に関する事項

	掲示事項	やさしく言い換え
①	許可の区分の別	薬局・店舗販売業のどちらか
②	開設者等の氏名又は名称、許可証の記載事項	薬局開設者・店舗販売業者の名前または会社名と、その他許可証の記載事項
③	管理者の氏名	薬局の管理者・店舗管理者の名前
④	勤務する薬剤師又は第十五条第二項本文に規定する登録販売者（※）以外の登録販売者若しくは同項本文に規定する登録販売者の別、その氏名及び担当業務	勤務する薬剤師・登録販売者・研修中の登録販売者の別、名前、担当業務
⑤	取り扱う要指導医薬品及び一般用医薬品の区分	要指導・第一類・指定第二類・第二類・第三類医薬品のうち、取り扱うものの区分
⑥	薬局、店舗に勤務する者の名札等による区別に関する説明	勤務する薬剤師・登録販売者・研修中の登録販売者・一般従事者の名札や白衣についての説明
⑦	営業時間、営業時間外で相談できる時間及び営業時間外で医薬品の購入、譲受けの申込みを受理する時間	営業時間や定休日など
⑧	相談時及び緊急時の電話番号その他連絡先	電話番号などの連絡先

※第十五条第二項本文に規定する登録販売者：研修中の登録販売者のこと

やさしく解説

店舗の管理及び運営に関する事項に関する掲示物の見本

		○○ドラッグストア東京中央店の店舗の管理及び運営に関する事項	
①	許可区分	店舗販売業	
②	記載事項 店舗販売業許可証 店舗販売業者の氏名	株式会社○○	
	店舗の名称	○○ドラッグストア東京中央店	
	店舗の所在地	東京都中央区　　　　丁目　　　番　　　号	
	許可番号	第○○号	
	有効期間	令和　5年　4月　1日　から　令和　11年　3月　31日	
③	店舗管理者の氏名	○○　　○○	
④	勤務する薬剤師の氏名及び担当業務	○○　　○○　（医薬品販売・情報提供・相談）	
	勤務する登録販売者の氏名及び担当業務	△△　　△△　（医薬品販売・情報提供・相談）	
	勤務する登録販売者（研修中）の氏名及び担当業務	□□　　□□　（医薬品販売・情報提供・相談）	

⑤	取り扱う要指導医薬品及び一般用医薬品の区分	要指導医薬品、第一類医薬品、指定第二類医薬品、第二類医薬品、第三類医薬品
⑥	店舗に勤務する者の名札等による区別に関する説明	薬剤師：「薬剤師」の名札に白衣
		登録販売者：「登録販売者」の名札に白いユニフォーム
		登録販売者（研修中）：「登録販売者（研修中）」の名札に白いユニフォーム
		その他の者：「一般従事者」の名札にエプロン
⑦	営業時間	月～金 午前 10 時から午後 7 時まで 定休日：土日祝日
	営業時間外で相談できる時間	営業日の午前 9 時から午後 10 時まで
	営業時間外で医薬品の購入又は譲受けの申込みを受理する時間	なし
⑧	相談時及び緊急時の電話番号その他連絡先	株式会社〇〇　〇〇ドラッグストア東京中央店 03（××××）××××

※①～⑧は、前ページの「(1) 薬局又は店舗の管理及び運営に関する事項」の表と対応

(2) 薬局製造販売医薬品、要指導医薬品及び一般用医薬品の販売制度に関する事項

	掲示事項
①	要指導医薬品、第一類医薬品、第二類医薬品及び第三類医薬品の定義並びにこれらに関する解説
②	要指導医薬品、第一類医薬品、第二類医薬品及び第三類医薬品の表示に関する解説
③	要指導医薬品、第一類医薬品、第二類医薬品及び第三類医薬品の情報の提供に関する解説
④	薬局製造販売医薬品を調剤室以外の場所に陳列する場合にあつては、薬局製造販売医薬品の定義及びこれに関する解説並びに表示、情報の提供及び陳列に関する解説
⑤	要指導医薬品の陳列に関する解説
⑥	指定第二類医薬品の陳列等に関する解説
⑦	指定第二類医薬品を購入し、又は譲り受けようとする場合は、当該指定第二類医薬品の禁忌を確認すること及び当該指定第二類医薬品の使用について薬剤師又は登録販売者に相談することを勧める旨
⑧	一般用医薬品の陳列に関する解説
⑨	医薬品による健康被害の救済制度に関する解説
⑩	個人情報の適正な取扱いを確保するための措置
⑪	その他必要な事項

やさしく解説

店舗の掲示に関するひっかけ問題

以下は全て誤りです。

× 薬局又は店舗の主要な外観の写真
× 一般用医薬品の陳列の状況を示す写真

> 「特定販売に伴う事項（152 ページ）」と混同しないようにしましょう。

× 販売を行う一般用医薬品の使用期限

× 管理者の氏名及び住所

> 管理者の氏名は必要ですが、住所は不要です。

× 販売を行う要指導医薬品の名称

> 「取り扱う要指導医薬品及び一般用医薬品の区分」は必要ですが、名称は不要です。

× 薬剤師免許番号、販売従事登録番号

> 勤務する薬剤師・登録販売者の氏名や担当業務は必要ですが、これらの番号は不要です。

配置販売業者における文書の添付 ー

✓ 配置販売業者は、次の情報を記載した書面を添えて配置しなければならない　法第31条の4第1項、規則第149条の10等

やさしく解説

配置箱に添付する書面

書面の内容は、法律上の取り扱い医薬品が異なるだけで、薬局・店舗に掲示するもの（145 ページと146 ページ）とほぼ同じです。次ページに比較表を掲載します。

(1) 区域の管理及び運営に関する事項

	配置販売業者	薬局・店舗販売業者（145ページの内容）
①	✓許可の区分の別	
②	✓配置販売業者の氏名又は名称、営業の区域その他の許可証の記載事項	開設者等の氏名又は名称、許可証の記載事項
③	✓区域管理者の氏名	管理者の氏名
④	✓当該区域に勤務する薬剤師又は第十五条第二項本文に規定する登録販売者以外の登録販売者若しくは同項本文に規定する登録販売者の別、その氏名及び担当業務	勤務する薬剤師又は第十五条第二項本文に規定する登録販売者以外の登録販売者若しくは同項本文に規定する登録販売者の別、その氏名及び担当業務
⑤	✓取り扱う一般用医薬品の区分	取り扱う要指導医薬品及び一般用医薬品の区分
⑥	✓当該区域に勤務する者の名札等による区別に関する説明	薬局、店舗に勤務する者の名札等による区別に関する説明
⑦	✓営業時間、営業時間外で相談できる時間及び営業時間外で医薬品の購入、譲受けの申込みを受理する時間	
⑧	✓相談時及び緊急時の電話番号その他連絡先	

(2) 一般用医薬品の販売制度に関する事項

	配置販売業者	薬局・店舗販売業者（146ページの内容）
①	✓第一類医薬品、第二類医薬品及び第三類医薬品の定義並びにこれらに関する解説	要指導医薬品、第一類医薬品、第二類医薬品及び第三類医薬品の定義並びにこれらに関する解説
②	✓第一類医薬品、第二類医薬品及び第三類医薬品の表示に関する解説	要指導医薬品、第一類医薬品、第二類医薬品及び第三類医薬品の表示に関する解説
③	✓第一類医薬品、第二類医薬品及び第三類医薬品の情報の提供に関する解説	要指導医薬品、第一類医薬品、第二類医薬品及び第三類医薬品の情報の提供に関する解説
④	― ※薬局製造販売医薬品の取り扱いは不可であるため記載なし	薬局製造販売医薬品を調剤室以外の場所に陳列する場合にあつては、薬局製造販売医薬品の定義及びこれに関する解説並びに表示、情報の提供及び陳列に関する解説
⑤	― ※要指導医薬品の取り扱いは不可であるため記載なし	要指導医薬品の陳列に関する解説
⑥	✓指定第二類医薬品の定義等に関する解説	指定第二類医薬品の陳列等に関する解説
⑦	✓指定第二類医薬品を購入し、又は譲り受けようとする場合は、当該指定第二類医薬品の禁忌を確認すること及び当該指定第二類医薬品の使用について薬剤師又は登録販売者に相談することを勧める旨	
⑧	✓一般用医薬品の陳列に関する解説	
⑨	✓医薬品による健康被害の救済制度に関する解説	
⑩	✓個人情報の適正な取扱いを確保するための措置	
⑪	✓その他必要な事項	

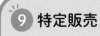

9 特定販売

プロローグ：一般用医薬品のインターネット販売

:「特定販売」って何か知ってる？

:インターネット販売のことだよね？

:うんうん、インターネットや電話、カタログなどによって医薬品を販売することだよ！

:便利になったよね～。これって例えばインターネット上に架空の店舗を作って、そこで注文を受けた商品を、別の店舗から代わりに発送してもらうのはアリなの？

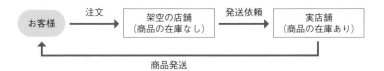

:ううん、特定販売は実店舗での運営と実在庫の販売が大前提なんだ。実際にその医薬品が陳列された店舗で注文を受けて、同じ店舗から出荷するんだよ。

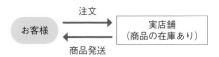

:そうなの？！　もっと手軽に商売できるのかと思ってたよ。

:そうじゃないと、何か問題が起こった時に、誰が責任を取るのかが曖昧になるからね。

:確かに架空の店舗だと、簡単に逃げられちゃうかも。でもお客様が実店舗かどうかを判断するのって難しい気がする……。

:そのために、店舗の写真をホームページに掲載するなどの色々なルールがあるんだよ。

:そういうことか！

特定販売 ★★★

〈特定販売の概要〉 規則第1条第2項第3号

✓ 「その薬局又は店舗におけるその薬局又は店舗以外の場所にいる者に対する一般用医薬品又は薬局製造販売医薬品（毒薬及び劇薬であるものを除く）の販売又は授与」を「特定販売」という

〈特定販売の方法〉 法第9条第1項、規則第15条の6等

✓ 薬局開設者又は店舗販売業者は、特定販売を行う場合には、次に掲げるところにより行わなければならない

	方法	やさしく言い換え
①	✓当該薬局又は店舗に貯蔵し、又は陳列している一般用医薬品又は薬局製造販売医薬品を販売し、又は授与すること	実際に薬局・店舗に貯蔵・陳列している一般用医薬品などを販売すること
②	✓特定販売を行うことについて広告をするときは、インターネットを利用する場合はホームページに、その他の広告方法を用いる場合は当該広告に、次に掲げる情報を、見やすく表示すること (1) 薬局又は店舗の管理及び運営に関する事項 (2) 薬局製造販売医薬品、要指導医薬品及び一般用医薬品の販売制度に関する事項 (3) 特定販売に伴う事項	特定販売について広告するときは、ホームページなどに左記（1）～（3）の情報を表示すること
③	✓特定販売を行うことについて広告をするときは、第一類医薬品、指定第二類医薬品、第二類医薬品、第三類医薬品及び薬局製造販売医薬品の区分ごとに表示すること	特定販売について広告するときは、医薬品の区分ごとに表示すること
④	✓特定販売を行うことについてインターネットを利用して広告をするときは、都道府県知事（その薬局又は店舗の所在地が保健所を設置する市は特別区の区域にある場合においては、市長又は区長）及び厚生労働大臣が容易に閲覧することができるホームページで行うこと	特定販売についてインターネットで広告するときは、都道府県知事・厚生労働大臣が閲覧しやすいホームページで行うこと

やさしく解説

特定販売の広告における表示事項

150 ページの表の②の「次に掲げる情報」、つまり、「特定販売の広告における表示事項」には次の 3 つがあります。まずはざっくりと全体を把握しましょう。

	表示するもの	やさしく言い換え	やさしく解説
(1)	薬局又は店舗の管理及び運営に関する事項	お店・人に関する事項	145 ページの内容と同じです。特定販売は実店舗での販売が原則であるため、実店舗のルールと同じです
(2)	薬局製造販売医薬品、要指導医薬品及び一般用医薬品の販売制度に関する事項	医薬品に関する事項	146 ページの内容とほぼ同じです。特定販売は実店舗での販売が原則であるため、実店舗のルールと同じです。特定販売できない要指導医薬品に関する解説（※）なども記載します
(3)	特定販売に伴う事項	特定販売に関する事項	特定販売の項目で新しく覚えるべき知識が、こちらの（3）です

※要指導医薬品についても表示する理由：医薬品の販売制度の全体像を購入者に理解していただくため

（1）薬局又は店舗の管理及び運営に関する事項

やさしく解説

薬局又は店舗の管理及び運営に関する事項

145 ページの表と同じ内容です。

（2）薬局製造販売医薬品、要指導医薬品及び一般用医薬品の販売制度に関する事項

やさしく解説

薬局製造販売医薬品、要指導医薬品及び
一般用医薬品の販売制度に関する事項

　146 ページの表とほぼ同じ内容です。異なるのは、⑥と⑧の「陳列」が「表示」になっていることです。以下に異なる項目のみ掲載します。

	特定販売を行う薬局・店舗販売業者	薬局・店舗販売業者（146 ページ）
⑥	✓指定第二類医薬品の表示等に関する解説	指定第二類医薬品の陳列等に関する解説
⑧	✓一般用医薬品の表示に関する解説	一般用医薬品の陳列に関する解説

（3）特定販売に伴う事項

やさしく解説

特定販売に伴う事項

　特定販売では、ここが最も重要であり、新しく覚えるべき部分です。

	項目	表示例
①	✓ 薬局又は店舗の主要な外観の写真	
②	✓ 薬局製造販売医薬品又は一般用医薬品の陳列の状況を示す写真	
③	✓ 現在勤務している薬剤師又は第十五条第二項本文に規定する登録販売者（※）以外の登録販売者若しくは同項本文に規定する登録販売者の別及びその氏名	薬剤師・登録販売者・研修中の登録販売者の「勤務シフト表」の掲載など
④	✓ 開店時間と特定販売を行う時間が異なる場合にあっては、その開店時間及び特定販売を行う時間	「特定販売を行う時間：9：00-18：00　年中無休」など
⑤	✓ 特定販売を行う薬局製造販売医薬品又は一般用医薬品の使用期限	「使用期限まで1年以上ある医薬品を発送します」など

※第十五条第二項本文に規定する登録販売者：研修中の登録販売者のこと

〈特定販売での相談応需〉　規則第 159 条の 17 第 2 項

✓　特定販売を行う場合であっても、一般用医薬品を購入しようとする者等から、対面又は電話により相談応需の希望があった場合には、薬局開設者又は店舗販売業者は、その薬局又は店舗において医薬品の販売又は授与に従事する薬剤師又は登録販売者に、対面又は電話により情報提供を行わせなければならない

10 医薬品の購入等に関する記録等

プロローグ：偽造ハーボニー事件

😶：C型肝炎治療薬「ハーボニー」の偽造品が流通した事件は知ってる？

🙂：聞いたことないなぁ。どんな事件なの？

😶：「ハーボニー」はとても高価な薬なんだ。無許可の個人がその薬の偽造品を卸売販売業者に販売して、その後転売されまくったあげく、患者さんの元に届いてしまったんだよ。

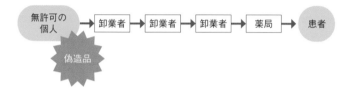

🙁：こわい……、患者さんは大丈夫だったのかな……。

😶：幸いにも健康被害は出なかったよ。

🙂：よかった！　その後、厚生労働省は何か対応したの？

😶：うん。再発防止策を盛り込んだ改正省令が施行されたよ。改正省令では、卸売販売業者や薬局などが医薬品を仕入れる際に、医薬品販売業の許可証などで必要事項（相手の氏名・名称、住所・所在地、電話番号その他連絡先など）を確認し、記録に残すことが義務化されたんだ。

🙂：そうなんだ……。悪いことをする人がいると、やることが増えるね。

😶：本当だよね。そうすると、受験生が覚えないといけないことも増えていくんだ。

🙂：ひえ～、勘弁して～！

154

薬局における医薬品の購入等に関する記録 ★

〈薬局における医薬品の購入等に関する記載事項〉 規則第 14 条

✓ 薬局開設者は、医薬品を購入し、又は譲り受けたとき及び薬局開設者、医薬品の製造販売業者、製造業者若しくは販売業者又は病院、診療所若しくは飼育動物診療施設の開設者に販売し、又は授与したときは、次に掲げる事項を書面に記載しなければならない

	記載事項	やさしく言い換え
①	✓ 品名	医薬品名
②	✓ 数量	医薬品の数
③	✓ 購入若しくは譲受け又は販売若しくは授与の年月日	購入または販売した日
④	✓ 購入若しくは譲り受けた者又は販売若しくは授与した者の氏名又は名称、住所又は所在地及び電話番号その他の連絡先	購入または販売した者の氏名・名称、住所・所在地、電話番号その他連絡先（メールアドレスなど）
⑤	✓ ④の事項を確認するために提示を受けた資料	許可証の写しなど
⑥	✓ 医薬品の取引の任に当たる自然人（しぜんじん）が、購入者等と雇用関係にあること又は購入者等から取引の指示を受けたことを示す資料	医薬品の取引に当たる人の身元を確認するための資料。社員証、運送会社の配達伝票など

やさしく解説

薬局における医薬品の購入等に関する記録

　薬局開設者は、医薬品を購入・譲受したときや、他の薬局開設者などに販売・授与したときは、その記録が必要です。

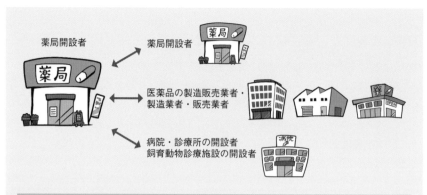

薬局開設者 → 薬局開設者

医薬品の製造販売業者・
製造業者・販売業者

病院・診療所の開設者
飼育動物診療施設の開設者

　「自然人」とは法律用語であり、営業所や薬局などの「事業者」ではなく、会社の従業員や配達業の従業員などの「個人」のことです（「自然人」の対義語は「法人」）。例えば次のような人たちが「自然人」です。

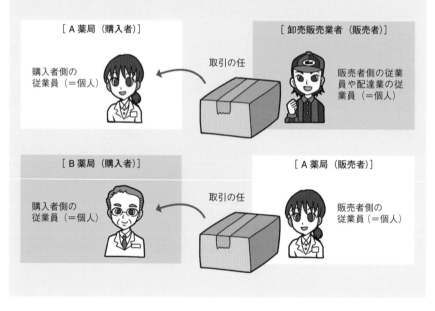

［Ａ薬局（購入者）］

購入者側の
従業員（＝個人）

取引の任

［卸売販売業者（販売者）］

販売者側の従業
員や配達業の従
業員（＝個人）

［Ｂ薬局（購入者）］

購入者側の
従業員（＝個人）

取引の任

［Ａ薬局（販売者）］

販売者側の
従業員（＝個人）

〈「薬局における医薬品の購入等に関する記載事項」で省略可能なもの〉

✓ ④（氏名又は名称以外の事項に限る）及び⑤については、薬局開設者と医薬品を購入若しくは譲り受けた者又は販売若しくは授与した者（以下、購入者等）が常時取引関係にある場合を除く

✓ ⑥については、購入者等が自然人であり、かつ、購入者等自らが医薬品の取引の任に当たる場合を除く　規則第 14 条

やさしく解説

省略可能な記載事項

　④⑤は、定期的な取引や長年にわたる取引がある場合において省略できます。ただしその場合にも、氏名・名称は必要です。⑥は、個人開設の薬局などであって、開設者自ら取引行為を行う場合に省略できます。

〈「薬局における医薬品の購入等に関する記載事項」の注意点〉

✓ 薬局開設者は、購入者等が常時取引関係にある場合を除き、①から⑥までの事項を書面に記載する際に、購入者等から、薬局開設、医薬品の製造販売業、製造業若しくは販売業又は病院、診療所若しくは飼育動物診療施設の開設の許可に係る許可証の写しその他の資料の提示を受けることで、購入者等の住所又は所在地、電話番号その他の連絡先を確認しなければならない。この確認ができない場合は、医薬品の譲受及び譲渡を行わない

✓ 医療用医薬品（体外診断用医薬品を除く）については、①から⑥までの事項に加え、ロット番号（ロットを構成しない医薬品については製造番号又は製造記号）及び使用の期限を記載する必要がある

✓ ロット番号（ロットを構成しない医薬品については製造番号又は製造記号）及び使用の期限については、医療用医薬品（体外診断用医薬品を除く）以外の医薬品（以下、一般用医薬品等）についても、偽造医薬品の流通防止に向けた対策の観点から、併せて記載することが望ましい

薬局における医薬品の購入等に関する記録の例

薬局間における医療用医薬品の譲受・譲渡書の見本です。

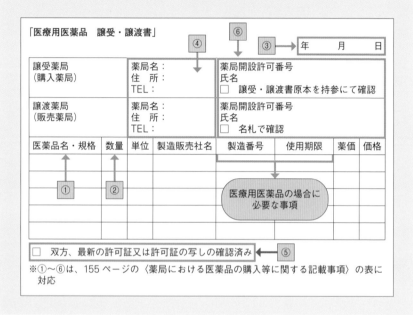

※①～⑥は、155 ページの〈薬局における医薬品の購入等に関する記載事項〉の表に対応

店舗販売業における医薬品の購入等に関する記録 —

✓ 店舗販売業者は、医薬品を購入し、又は譲り受けたとき及び薬局開設者、医薬品の製造販売業者、製造業者若しくは販売業者又は病院、診療所若しくは飼育動物診療施設の開設者に販売し、又は授与したときは、次に掲げる事項を書面に記載しなければならない　規則第 146 条

配置販売業における医薬品の購入等に関する記録 —

✓ 配置販売業者は、医薬品を購入し、又は譲り受けたときは、次に掲げる事項を書面に記載しなければならない　規則 149 条の 5

店舗販売業・配置販売業における医薬品の購入等に関する記録

　薬局の場合（155 ページ）と内容がほぼ同じであるため、161 ページに比較表を掲載しています。

複数の事業所について許可を受けている場合 ―

✓ 法に基づく許可を受けて医薬品を業として販売又は授与する者（以下、許可事業者）が、複数の事業所について許可を受けている場合には、当該許可事業者内の異なる事業所間の医薬品の移転であっても、その移転に係る記録について許可を受けた事業所ごとに記録することを明確化するため、移転先及び移転元のそれぞれの事業所ごとに、次の①から⑤までの事項を記録しなければならない

✓ ②及び③については、医療用医薬品（体外診断用医薬品を除く）である場合に限ることとされているが、一般用医薬品等についても、偽造医薬品の流通防止に向けた対策の観点から、併せて記載することが望ましい

記載事項
① ✓品名
② ✓ロット番号（ロットを構成しない医薬品については製造番号又は製造記号）
③ ✓使用の期限
④ ✓数量
⑤ ✓移転先及び移転元の場所並びに移転の年月日

✓ 許可事業者は、①から⑤までの事項を記録した書面を、許可を受けて業務を行う事業所ごとに、記載の日から 3 年間、保存しなければならない

医薬品の移転に関する記録

　法人などで複数の事務所について許可を取得している場合、1つの許可取得場所から別の許可取得場所に医薬品を移動した時にも、移転先と移転元のそれぞれの事業所ごとに記録が必要です。

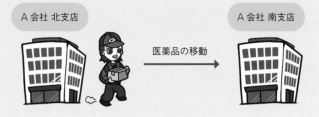

A会社 北支店　　医薬品の移動　→　A会社 南支店

貯蔵設備を設ける区域　　　　　　　　　　　　　　　　　　　　—

✓　薬局及び店舗販売業の店舗の構造設備に係る基準として、「医薬品の貯蔵設備を設ける区域が、他の区域から明確に区別されていること」が規定されている　構造設備規則第1条第1項第9号等

✓　薬局開設者及び店舗販売業者が講じなければならない措置として、「医薬品の貯蔵設備を設ける区域に立ち入ることができる者の特定」が規定されている　体制省令第1条第2項第3号等

医薬品の購入等に関する記載事項の比較表

薬局と異なる部分には、下線を引いています。

	薬局	店舗販売業	配置販売業
①	✓品名		
②	✓数量		
③	✓購入若しくは譲受け又は販売若しくは授与の年月日（購入等の年月日）		✓<u>購入又は譲受けの年月日</u>
④ ※1	✓購入若しくは譲り受けた者又は販売若しくは授与した者（購入者等）の氏名又は名称、住所又は所在地及び電話番号その他の連絡先		✓<u>販売者等</u>の氏名又は名称、住所又は所在地及び電話番号その他の連絡先
⑤ ※1	✓④の事項を確認するために提示を受けた資料		
⑥ ※2	✓医薬品の取引の任に当たる自然人が、購入者等と雇用関係にあること又は購入者等から<u>取引の指示</u>を受けたことを示す資料	✓<u>購入者等が自然人であり、かつ、購入者等以外の者が医薬品の取引の任に当たる場合及び購入者等が法人である場合にあつては、医薬品の取引の任に当たる自然人が、購入者等と雇用関係にあること又は購入者等から医薬品の取引に係る指示を受けたことを示す資料</u>	✓医薬品の取引の任に当たる自然人が、<u>販売者等</u>と雇用関係にあること又は<u>販売者等</u>から取引の指示を受けたことを表す資料
他	〈医療用医薬品の場合〉 ✓ロット番号、使用期限の記載が必要である 〈医療用医薬品以外の場合〉 ✓ロット番号、使用期限の記載が望ましい	〈一般用医薬品等の場合〉 ✓ロット番号、使用期限の記載が望ましい	
	✓①〜⑥までの事項を書面に記載する際に、購入者等（配置販売業の場合は販売者等、以下同じ）から許可証の写しその他の資料の提示を受けることで、購入者等の住所又は所在地、電話番号その他の連絡先を確認しなければならない。ただし、購入者等が常時取引関係にある場合を除く		

※1 薬局開設者等と購入者等が常時取引関係にある場合、④⑤は省略可。ただし、氏名・名称の記載は省略できない

※2 購入者等が自然人であり、かつ、購入者等自らが医薬品の取引の任に当たる場合、⑥は省略できる

プロローグ：濫用等のおそれのある医薬品の販売

- ：フフンフン♪
- ：マコちゃん、鼻歌うたってご機嫌だね！
- ：私の職場、やっぱり好きだな〜と思って♪
- ：何かいいことあったの？
- ：実はね、うちのお店に来るお客様で、ここ最近、**毎週咳止めを買っていく方**がいるの。その方、すごく顔色が悪くて、私ずっと心配で……。でも私は一般従事者だから、詳しくお話しを聞くこともできないし……。
- ：咳止めってことは、「**濫用等のおそれのある医薬品**」かな？
- ：そう。うちのお店はそれに該当する商品をレジで通すと、アラームが鳴るの。
- ：なるほどね。今OTC医薬品の濫用が社会問題になってるよね。
- ：そうだよね。今日はそのお客様について、思い切って登録販売者の先輩に相談してみたの。そしたら先輩も同じお客様のことを心配していて。先輩はお客様を見かけたら、「まだ咳は治りませんか？」って**お声がけ**するようにしていたみたい。
- ：お声がけは大切だよね。
- ：でもそのお客様は、先輩がお休みの日にも来てるみたいで……。結局、先輩と話して、店長に相談することにしたんだ。そしたら店長が、薬剤師さん達にも協力してもらって、早急に対策するって言ってくれたの。
- ：みんな協力的でステキだね！
- ：そうなの！　取り急ぎ、そのお客様が次回ご来店したら、自分にバトンタッチしてねって店長が言ってくれてさ。安心したよ。
- ：店長が直接お客様とお話ししてくれるってことだね。スタッフの困りごとがきちんと解決されるって、すばらしいことだよね！
- ：ね！　だから自慢の職場なんだ♪

濫用等のおそれのある医薬品　★★★

〈濫用等のおそれのある医薬品の販売方法〉

✓ 薬局開設者、店舗販売業者又は配置販売業者は、一般用医薬品のうち、濫用等のおそれのあるものとして厚生労働大臣が指定するものを販売し、又は授与するときは、次の方法により行わなければならない　規則第15条の2等

①当該薬局、店舗又は区域において医薬品の販売又は授与に従事する薬剤師又は登録販売者に、次に掲げる事項を確認させること

	確認事項	やさしく言い換え
i)	✓当該医薬品を購入し、又は譲り受けようとする者が若年者である場合にあつては、当該者の氏名及び年齢	購入者が若年者である場合、氏名や年齢を身分証明書などで確認する
ii)	✓当該医薬品を購入し、又は譲り受けようとする者及び当該医薬品を使用しようとする者の他の薬局開設者、店舗販売業者又は配置販売業者からの当該医薬品及び当該医薬品以外の濫用等のおそれのある医薬品の購入又は譲受けの状況	購入者が濫用等のおそれのある医薬品を他店で購入していないかどうかを確認する
iii)	✓当該医薬品を購入し、又は譲り受けようとする者が、適正な使用のために必要と認められる数量を超えて当該医薬品を購入し、又は譲り受けようとする場合は、その理由	「適正な使用のために必要と認められる数量」は、原則として一人一包装単位である。それよりも多く購入しようとする場合にはその理由を確認する
iv)	✓その他当該医薬品の適正な使用を目的とする購入又は譲受けであることを確認するために必要な事項	その他、適正使用を目的とする購入なのかどうか確認するために必要なことを尋ねる

②当該薬局において医薬品の販売又は授与に従事する薬剤師又は登録販売者に、①の規定により確認した事項を勘案し、適正な使用のため必要と認められる数量に限り、販売し、又は授与させること

濫用等のおそれのある医薬品の接客事例

購入者　　　：（空箱を持って）こちらのお薬をください。

登録販売者：いらっしゃいませ。こちらのお薬をご購入されるお客さま
　　　　　　　に、いくつか確認しなくてはならないことがございます。お
　　　　　　　時間を３分少々いただけますか？

購入者　　　：はい、大丈夫です。

登録販売者：こちらのお薬は、お客様がお使いですか？

購入者　　　：そうです。

登録販売者：本日は身分証をお持ちでしょうか？ ⅰ)

購入者　　　：持っています。こちらです。

登録販売者：ありがとうございます。拝見いたします。他のお店で同じ
　　　　　　　ようなお薬を購入したことはありますか？ ⅱ)

購入者　　　：ありますが、半年ぐらい前だと思います。

登録販売者：半年ぐらい前ですね。

購入者　　　：こちらのお薬を２つ買いたいのですが、可能ですか？

登録販売者：こちらのお薬は、原則、お一人様お１つまでの販売となっ
　　　　　　　ております。２つ必要な理由があれば、お聞かせ願えます
　　　　　　　か？ ⅲ)

購入者　　　：そうなんですね。これで咳が治まらなかったらもう１つ必
　　　　　　　要だな〜と思っただけなので、１つで大丈夫です。

登録販売者：１つ飲み切ってもまだ咳が治まらない場合、病院で治療が
　　　　　　　必要な症状の可能性もありますので、またご相談に来てい
　　　　　　　ただけますか？

購入者　　　：わかりました。

※ⅰ) 〜ⅲ) は、前ページの〈濫用等のおそれのある医薬品の販売方法〉の表に対応

〈濫用等のおそれのある医薬品の種類〉

- ✓ 濫用等のおそれのあるものとして厚生労働大臣が指定する医薬品は、次に掲げるもの、その水和物及びそれらの塩類を有効成分として含有する製剤とされている　平成 26 年厚生労働省告示第 252 号

- ✓ 対象の医薬品を販売する際には確認を行ったうえで適正に使用されるよう販売する必要がある

	成分
i)	✓エフェドリン
ii)	✓コデイン
iii)	✓ジヒドロコデイン
iv)	✓ブロモバレリル尿素
v)	✓プソイドエフェドリン
vi)	✓メチルエフェドリン

やさしく解説

濫用等のおそれのある医薬品の種類

「ブロッコリー（ブロッコリン）」で覚えましょう。

ブロッ	コ	リン
ブロモバレリル尿素	コデイン、ジヒドロコデイン	エフェドリン、プソイドエフェドリン、メチルエフェドリン

　濫用等のおそれのある医薬品は、以前は成分の指定と共に、一部成分では「鎮咳去痰薬に限る」と薬効分類などが限定されていましたが、2023年4月1日より改正告示が適用され、これらの限定部分が削除されました。これにより、鎮咳去痰薬だけでなくかぜ薬などのほかの薬効分類の商品も対象となり、現場では薬の適正使用についてお客様に確認する機会が増えました。

名札の着用   —

✓ 薬局開設者、店舗販売業者又は配置販売業者は、その薬局、店舗又は区域において医薬品の販売等に従事する薬剤師、登録販売者又は一般従事者であることが容易に判別できるようその薬局、店舗又は区域に勤務する者に名札を付けさせることその他必要な措置を講じなければならない

✓ この名札については、登録販売者であって、従事期間が過去5年間のうち通算して2年以上（従事期間が月単位で計算して、1か月に80時間以上従事した月が24月以上、又は、従事期間が通算して2年以上あり、かつ、過去5年間において合計1,920時間以上）ある、又は、従事期間が過去5年間のうち通算して1年以上（従事期間が月単位で計算して、1か月に160時間以上従事した月が12月以上、又は、従事期間が通算して1年以上あり、かつ、過去5年間において合計1,920時間以上）あり、施行規則に定められた毎年度受講する必要がある研修（継続的研修）に加えて、店舗又は区域の管理及び法令遵守に関する追加的な研修を修了している登録販売者以外の登録販売者（以下、研修中の登録販売者）は、「登録販売者（研修中）」などの容易に判別できるような表記をすることが必要である

✓ 薬局開設者、店舗販売業者又は配置販売業者は、研修中の登録販売者については、薬剤師又は登録販売者（研修中の登録販売者を除く）の管理及び指導の下に実務に従事させなければならない　規則第15条等

✓ 従事期間が通算して1年以上であり、かつ、過去に店舗管理者等として業務に従事した経験がある場合はこれらの規定は適用されない

やさしく解説

名札の例

薬剤師	登録販売者	研修中の登録販売者	一般従事者
○○ドラッグ	○○ドラッグ	○○ドラッグ	○○ドラッグ
薬剤師 小林 一郎	医薬品登録販売者 武田 花子	医薬品登録販売者 （研修中） 佐藤 太郎	一般従事者 大正 夏子

「研修中」の名札の着用

　管理者要件（106 ページ）を満たさない登録販売者では、「登録販売者（研修中)」と記載された名札を着用します。薬局開設者などは、研修中の登録販売者について、薬剤師・登録販売者の管理・指導の下に医薬品を販売させなくてはなりません。

　なお、2023 年 4 月から管理者要件が緩和され、「1 年以上の実務・業務経験がある場合」についても規定が追加されていることに留意しましょう（103 ページ）。

医薬品の販売に関する遵守事項 ─

✓ 薬局開設者、店舗販売業者又は配置販売業者は、医薬品の直接の容器又は直接の被包に表示された使用の期限を超過した医薬品を、正当な理由なく、販売し、授与し、販売若しくは授与の目的で貯蔵し、若しくは陳列し、又は広告してはならない　規則第 15 条の 3 等

✓ 薬局開設者又は店舗販売業者は、医薬品を競売に付してはならない　規則第 15 条の 4 等

✓ 薬局開設者、店舗販売業者又は配置販売業者は、販売し、又は授与しよう
とする医薬品について広告するときは、当該医薬品を購入し、若しくは譲
り受けた者又はこれらの者によって購入され、若しくは譲り受けられた医
薬品を使用した者による当該医薬品に関する意見その他医薬品の使用が不
適正なものとなるおそれのある事項を表示してはならない　規則第15条の
5等

✓ 医薬品の購入、譲受けの履歴、ホームページの利用の履歴等の情報に基づ
き、自動的に特定の医薬品の購入、譲受けを勧誘する方法などの医薬品の
使用が不適正なものとなるおそれのある方法により医薬品を広告してはな
らない　規則第15条の5等

やさしく解説

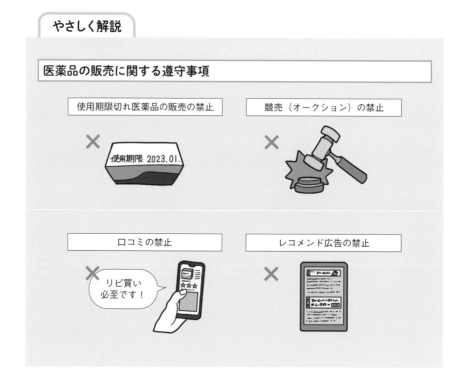

医薬品の販売に関する遵守事項

| 使用期限切れ医薬品の販売の禁止 | 競売（オークション）の禁止 |
| 口コミの禁止 | レコメンド広告の禁止 |

リピ買い
必至です！

第4章

医薬品販売に関する
法令遵守

▌プロローグ：医薬品などの広告

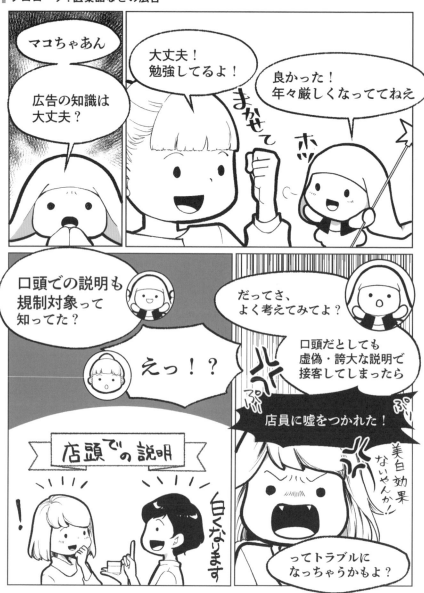

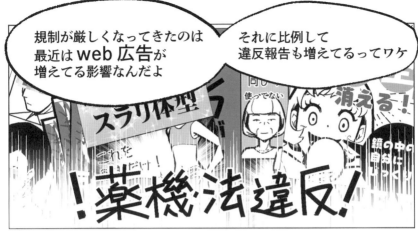

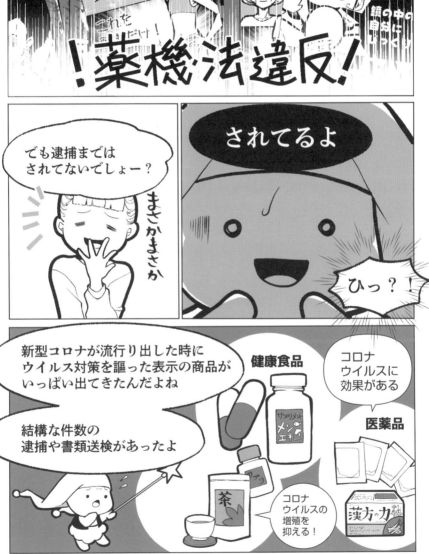

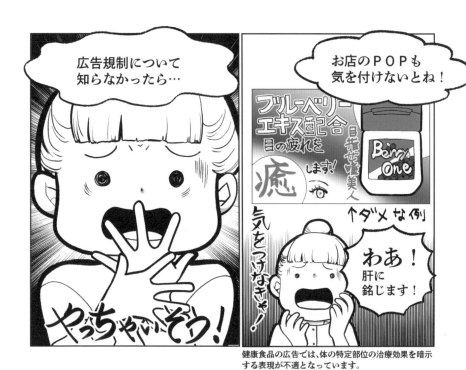

健康食品の広告では、体の特定部位の治療効果を暗示する表現が不適となっています。

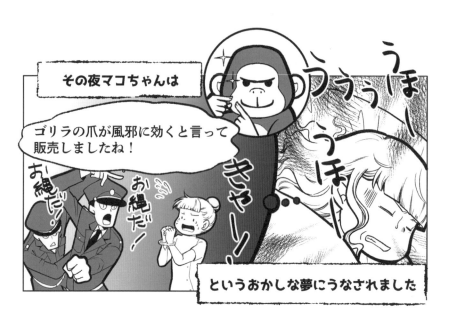

適正な販売広告 ★★★

〈誇大広告等の禁止〉

✓ 医薬品については、誇大広告等や承認前の医薬品等の広告が禁止されている

✓ 誇大広告等については、法第66条において、次のように規定されている

1	何人も、医薬品、医薬部外品、化粧品、医療機器又は再生医療等製品の名称、製造方法、効能、効果又は性能に関して、明示的であると暗示的であるとを問わず、虚偽又は誇大な記事を広告し、記述し、又は流布してはならない
2	医薬品、医薬部外品、化粧品、医療機器又は再生医療等製品の効能、効果又は性能について、医師その他の者がこれを保証したものと誤解されるおそれがある記事を広告し、記述し、又は流布することは、前項に該当するものとする
3	何人も、医薬品、医薬部外品、化粧品、医療機器又は再生医療等製品に関して堕胎を暗示し、又はわいせつにわたる文書又は図画を用いてはならない

やさしく解説

法第66条第1項について

「何人も」は「いかなる人も」という意味です。また、「明示的な表現」とは、言葉などによる直接的な表現、「暗示的な表現」とは、イラストや、新聞・雑誌の記事の引用などによる間接的な表現です。

明示的な広告の例	暗示的な広告の例
○○漢方薬 新型コロナウイルスに効果あり！	○○漢方薬 あの有名な医師が新聞の「新型コロナウイルス特集」で紹介

✓ 承認前の医薬品については、法第 68 条において次のように規定されている
「何人も、製造販売の承認を必要とする医薬品若しくは医療機器又は再生医療等製品であつて、まだ承認又は認証を受けていないものについて、その名称、製造方法、効能、効果又は性能に関する広告をしてはならない」

やさしく解説

承認前の医薬品の広告の禁止

例えば、一般用医薬品にはアトピー性皮膚炎に対する効能効果はないため、右図のような広告は不適です。仮に配合成分に表示通りの効果があったとしても、その承認を受けていない製品であれば、法第 68 条の違反になります。

> アトピー性皮膚炎に
> お困りの方へ
> ○○軟膏 A 1,200 円

〈法第 66 条、法第 68 条の適用について〉

✓ 広告等の依頼主だけでなく、その広告等に関与する全ての人が対象となる

✓ 製薬企業等の依頼によりマスメディアを通じて行われる宣伝広告に関して、業界団体の自主基準のほか、広告媒体となるテレビ、ラジオ、新聞又は雑誌の関係団体においても、それぞれ自主的な広告審査等が行われている

✓ 一般用医薬品の販売広告としては、製薬企業等の依頼によりマスメディアを通じて行われるもののほか、薬局、店舗販売業又は配置販売業において販売促進のため用いられるチラシやダイレクトメール（電子メールを含む）、POP 広告等も含まれる

✓ 一般用医薬品の販売広告に関しても、その内容や表現等が適切なものである必要があり、医薬品の販売等に従事する専門家にあっては、その広告活動に関しても、法令遵守はもとより、医薬品の販売広告に係るルールを十分理解し、その適正化に留意する必要がある

やさしく解説

一般用医薬品の販売広告の例

テレビ CM	チラシ	ダイレクトメール	POP 広告（※）

困ったときに
水なし 1 錠
解熱剤 A 980 円

※ POP 広告：Point of purchase advertising ＝消費者が商品を購買する場所で行われる広告。小売店に設置されているポスター、ステッカー、ディスプレーなどによる店頭・店内広告を指す。

〈広告の 3 要件〉

✓ 医薬品の広告に該当するか否かについては、次のいずれの要件も満たす場合には、広告に該当するものと判断されている

		要件
(1)	誘因性	顧客を誘引する（顧客の購入意欲を昂進（こうしん）させる）意図が明確であること
(2)	特定性	特定の医薬品の商品名（販売名）が明らかにされていること
(3)	認知性	一般人が認知できる状態であること

〈違反広告に係る措置命令等と課徴金制度〉　法第 75 条の 5・5 の 2

- ✓ 厚生労働大臣又は都道府県知事が、法第 66 条第 1 項又は第 68 条の規定に違反して広告等を行った者に対してその行為の中止、再発防止等の措置命令を行うことができる

- ✓ 厚生労働大臣が医薬品、医療機器等の名称、製造方法、効能、効果又は性能に関する虚偽・誇大な広告を行った者に対して、違反を行っていた期間中における対象商品の売上額× 4.5％の課徴金を納付させる命令を行う課徴金制度がある

やさしく解説

課徴金制度について

2021 年より、医薬品・医療機器等法に課徴金制度が導入されました。課徴金とは、法律に違反した事業者などに対して行政庁が課す金銭的不利益のことです。

〈医薬品等適正広告基準〉

- ✓ 医薬品等適正広告基準とは、平成 29 年 9 月 29 日付け薬生発 0929 第 4 号厚生労働省医薬・生活衛生局長通知により、医薬品の販売広告に係る法令遵守、また、生命関連製品である医薬品の本質にかんがみて、広告の適正化を図ることを目的として示されたものである

- ✓ この基準においては、購入者等に対して、医薬品について事実に反する認識を得させるおそれがある広告のほか、過度の消費や乱用を助長するおそれがある広告についても不適正なものとされている

やさしく解説

医薬品等適正広告基準を見てみよう

右の QR コードを読み取ると、
厚生労働省のページに移動します。

〈事実に反する認識を得させるおそれがある広告〉

禁止事項	概要	不適例
承認の範囲を超える表現	医薬品の販売元の製薬企業等が取得している承認の範囲を超える内容が表現されている場合、特にその効能効果について、承認された内容に合致しない表現がなされている場合が多い	①
しばり表現の省略	漢方処方製剤等では、使用する人の体質等を限定した上で特定の症状等に対する改善を目的として、効能効果に一定の前提条件（いわゆる「しばり表現」）が付されていることが多いが、そうしたしばり表現を省いて広告することは原則として認められていない	②
漢方薬の構成生薬に関する説明	漢方処方製剤の効能効果は、配合されている個々の生薬成分が相互に作用しているため、それらの構成生薬の作用を個別に挙げて説明することも不適当である	③
医療用医薬品の効能効果の標榜	一般用医薬品と同じ有効成分を含有する医療用医薬品の効能効果をそのまま標榜することも、承認されている内容を正確に反映した広告といえない	④
受診すべき疾患について治療可能とする表現	一般用医薬品は、医療機関を受診するほどではない体調不良や疾病の初期段階において使用されるものが多く、医師による診断・治療によらなければ一般に治癒が期待できない疾患（例えば、がん、糖尿病、心臓病等）について自己治療が可能であるかの広告表現は認められない	⑤
有効性・安全性の保証表現	医薬品の有効性又は安全性について、それが確実であることを保証するような表現がなされた広告は、明示的・暗示的を問わず、虚偽又は誇大広告とみなされる	⑥
効能効果の保証表現	使用前・使用後に関わらず図画・写真等を掲げる際には、こうした効能効果等の保証表現となるものは認められない	⑦
最大級の表現	医薬品の効能効果又は安全性について、最大級の表現又はこれに類する表現等を行うことも不適当とされている	⑧
同一紙面上の広告における注意点	チラシやパンフレット等の同一紙面に、医薬品と、食品、化粧品、雑貨類等の医薬品ではない製品を併せて掲載すること自体は問題ないが、医薬品でない製品について医薬品的な効能効果があるように見せかけ、一般の生活者に誤認を与えるおそれがある場合には、必要な承認等を受けていない医薬品の広告とみなされることがある	⑨

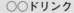

やさしく解説

事実に反する認識を得させるおそれがある広告の例

〈不適例①〉

| ○○ドリンク

新型コロナウイルスに
有効です！ | → | 新型コロナウイルスに対する効能効果が承認されていない場合は不適当 |

〈不適例②〉

| ○○葛根湯

感冒の初期
肩こりに効く | → | 葛根湯のしばり「体力中等度以上のもの」が省略されているため不適当 |

〈不適例③〉

| ○○葛根湯

カッコン…解熱・鎮痙作用
マオウ…気管支拡張作用
ケイヒ…健胃作用 | → | 構成生薬の作用を個別に説明しているため不適当 |

〈不適例④〉

| フェキソフェナジン錠

鼻のアレルギー症状や
じんましんに効果あり | → | フェキソフェナジン塩酸塩は、医療用医薬品では「蕁麻疹」への効能・効果があるが、一般用医薬品の場合はないため不適当 |

〈不適例⑤〉

| ○○錠

医者に行かずとも
がんが治る！ | → | がんは、医師による診療を受けなければ保健衛生上重大な結果を招くおそれのある疾患であるため不適当 |

〈不適例⑥〉

○○胃腸薬

胃痛を根治！
副作用もありません

→ 「胃痛を根治」・「副作用はない」はそれぞれ有効性・安全性が確実であることを保証する表現であるため不適当

〈不適例⑦〉

○○育毛剤

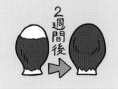

→ 効果発現までの時間を保証する表現であるため不適当

〈不適例⑧〉

○○精力剤

最高の効き目！
精力剤のエースです

→ 「最高の効き目」「○○のエース」は最大級の表現であるため不適当

〈不適例⑨〉

二日酔い改善
おすすめ商品

| 医薬品 | 健康食品 |
| 掲載ゾーン | 掲載ゾーン |

→ 「二日酔いの改善」に関する表現は医薬品的な効能効果の暗示に該当し、健康食品では誤認を与えるおそれがあるため不適当

〈過度の消費や乱用を助長するおそれのある広告〉

禁止事項	概要	不適例
過度の消費・乱用の助長	✓ 医薬品は、何らかの保健衛生上のリスクを有し、人の生命や健康に影響を与える生命関連製品であるため、過度の消費や乱用が助長されることのないよう、また、生命関連製品としての信用や品位が損なわれることのないよう、その広告については節度ある適切な内容や表現が求められる	「毎日欠かせぬ○○」
商品名の連呼・不安を煽(あお)る広告	✓ 商品名を連呼する音声広告や、生活者の不安を煽って購入を促す広告等、医薬品が不必要な人にまで使用を促したり、安易な使用を促すおそれがあるものについては、保健衛生上の観点から必要な監視指導が行われている	「あなたにこんな症状はありませんか、あなたはすでに○○病です」
事実に反する広告表現	✓ 事実に反する広告表現は、過度の消費や乱用を助長するおそれがあるだけでなく、虚偽誇大な広告にも該当する	「天然成分を使用しているので副作用がない」、「いくら飲んでも副作用がない」
医薬関係者などの推薦	✓ 医薬関係者、医療機関、公的機関、団体等が、公認、推薦、選用等している旨の広告については、一般の生活者の当該医薬品に対する認識に与える影響が大きいことにかんがみて、仮に事実であったとしても、原則として不適当とされている	「○○病院で臨床テスト」、「厚生労働省が認めた○○」
医薬品における食品的・化粧品的な表現	✓ チラシやパンフレット等において、医薬品について食品的又は化粧品的な用法が強調されているような場合には、生活者に安易又は過度な医薬品の使用を促すおそれがある不適正な広告とみなされることがある	「毎日のお茶代わりに」、「お肌の美容に○○ビタミン」

② 適正な販売方法

▎プロローグ：組み合わせ販売と抱き合わせ販売

：医薬品って組み合わせて販売してもいいんだね！ 色々なパターンの組み合わせ商品を作ったら、楽しそうだな〜と思ってさ。

：そうだよね！ でも「組み合わせ販売」は、購入者の利便性のために行うんだよ。

：リベンセイ……？

：例えば、新型コロナウイルス感染症が拡大していた頃に、衛生マスクが品薄になったのは知ってる？

：うんうん。

：そのときに、あるドラッグストアの店舗が、衛生マスクを別の商品と「抱き合わせ販売（※）」して、問題になったことがあるんだよ。

：え、なんでダメなの？

：抱き合わせた商品が、お店で過剰在庫になっている商品や高額商品だったら、マコちゃんはどう思う？

：一緒に販売すれば売上が増えるってことだから、お店側がそれをしたくなる気持ちはよくわかる。でも自分がお客さんだったら、残念な気持ちになるなぁ。みんなが困っているのに、なんでこんな売り方するんだろうって……。

：そう、それが、「購入者の利便性がない」ってことだよ。

：なるほど、「組み合わせ販売」は、購入者のためを思って、意味のある組み合わせで行わないといけないってことだね。この件はその後どうなったの？

：公正取引委員会が、マスクと他の商品との「抱き合わせ販売」をしないよう、業界団体に要請したよ。

：そうだったんだ……。第4章の勉強ってとっても大事だね。

：僕もそう思うよ。

※一般的に、消費者に不利益になる組み合わせ販売のことを「抱き合わせ販売」と呼ぶ

不適正な販売方法

〈不適正な販売方法：景品類に関するもの〉

✓ キャラクターグッズ等の景品類を提供して販売することに関しては、不当景品類及び不当表示防止法の限度内であれば認められている

✓ 医薬品を懸賞や景品として授与することは、原則として認められていない

やさしく解説

不適正な販売方法：景品類に関するもの

景品を提供して医薬品を販売→△（※）

医薬品を景品として提供→×

※不当景品類及び不当表示防止法の限度内であれば可

〈不適正な販売方法：医薬品の組み合わせ販売に関するもの〉

✓ 購入者の利便性のため異なる複数の医薬品又は医薬品と他の物品を組み合わせて販売又は授与する場合には、組み合わせた医薬品について、購入者等に対して情報提供を十分に行える程度の範囲内であって、かつ、組み合わせることに合理性が認められるものでなければならない

✓ 医薬品の組み合わせ販売は、購入者の利便性を考慮して行われるものであり、販売側の都合による抱き合わせ、在庫処分等の目的で組み合わせを行うことは、厳に認められない

✓ 医薬品と他の物品との組み合わせ販売については、体温計、救急絆創膏、ガーゼ、包帯、脱脂綿等、組み合わせる医薬品の用途に対して補助的な目的を果たす範囲においてのみ認められる

- ✓ 効能効果が重複する組合せや、相互作用等により保健衛生上の危害を生じるおそれのある組合せは不適当である

- ✓ 組み合わせた個々の医薬品等の外箱等に記載された法に基づく記載事項が、組み合わせ販売のため使用される容器の外から明瞭に見えるようになっている必要がある　法第51条

> やさしく解説

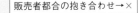

組み合わせ販売の可否

| 利便性のある組み合わせ→○ | 販売者都合の抱き合わせ→× | 効能効果の重複→× |

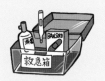 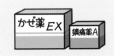

| 例：救急セット（消毒薬、絆創膏、体温計の組み合わせ）など | 例：品薄商品と高額商品の抱き合わせ（衛生マスクと高級美容クリームの抱き合わせ）など | 例：かぜ薬と解熱鎮痛薬の組み合わせなど |

〈不適正な販売方法：医薬品の販売業の許可に関するもの〉

- ✓ 薬局及び店舗販売業において、許可を受けた薬局又は店舗以外の場所に医薬品を貯蔵又は陳列し、そこを拠点として販売等に供するような場合は店舗による販売等に当たらない　法第37条第1項

- ✓ 配置販売業において、医薬品を先用後利によらず現金売りを行うことは配置による販売行為に当たらない　法第37条第1項

✓ 購入者がその購入した医薬品を業として他者に提供することが推定される場合において、購入者の求めるままに医薬品を販売すると、法第24条第1項の規定（※）に違反する行為（医薬品の無許可販売）に便宜を与えることにつながるおそれがある

※法第24条第1項の規定：医薬品の販売業の許可に関する規定

✓ 医薬品の販売等に従事する専門家においては、例えば、「医薬品を多量に購入する者」等に対しては、積極的に事情を尋ねるなど慎重に対処し、状況によっては販売を差し控えるべきである

やさしく解説

医薬品の多量購入への対処

　購入者が他人に医薬品を販売すると考えられる場合、購入者の求めるままに医薬品を販売してしまうと、「医薬品の無許可販売」を助長するおそれがあります。そのため、医薬品を多量に購入する方などには積極的に事情を尋ね、場合によっては販売を差し控えるべきです。

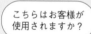

こちらはお客様が
使用されますか？

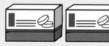

③ 行政庁の監視指導、苦情相談窓口

▌プロローグ：行政庁の監視指導

：私の勤務先で、保健所の人が店内をチェックしにきたことがあってさ。

：それは、「薬事監視員」と呼ばれる人たちかもしれないね。

：へぇ、そうなんだ！ 陳列棚のPOP広告の表現がマズかったときには、注意されたこともあるの。

：薬事広告も昔より厳しくなっているもんね。

：薬事監視員の仕事には、何があるの？

：法令順守しているかどうか確認するために、構造設備や帳簿書類を検査したり、無承認無許可医薬品の疑いのある物を収去したりすることもあるよ。

：なるほど。もしそこで問題があった場合はどうなるの？

：色々なパターンがあるけれど、多くの場合、都道府県知事から、薬局開設者や医薬品の販売業者に対して、改善命令が出されるよ。

都道府県知事 ──改善命令──▶ 薬局開設者 医薬品の販売業者

：管理者に対してではないんだね。

：その通り。だから、経営者が注意されるイメージだよ（※）。同じ会社の他の店舗でも、同様の問題が発生している可能性があるからね。

：そっか。管理者はあくまで「店舗を実地に管理する人」だもんね。

：うんうん。そこは試験でもよくひっかけ問題として出されるから、注意してね！

※「薬局開設者」と「薬局の管理者」の違いについては、95ページ参照

行政庁の監視指導 ★★

〈薬事監視員〉

✓ 厚生労働大臣、都道府県知事、保健所を設置する市（以下、保健所設置市）の市長及び特別区の区長は、その職員のうちから薬事監視員を命じ、監視指導を行わせている　法第76条の3第1項

✓ 薬局及び医薬品の販売業に関する監視指導に関しては、基本的に当該薬局の開設許可、販売業の許可を所管する都道府県又は保健所設置市若しくは特別区の薬事監視員が行っている

やさしく解説

薬事監視員について

● 概要
薬事監視員は、国家公務員（厚生労働省所属）の場合と地方公務員（各都道府県の薬務課や保健所勤務）の場合がある。薬局・医薬品の販売業などの監視指導については、主に後者が行っている

● 業務内容
医薬品などに関する許認可の確認、衛生監視・指導、薬物乱用対策など

行政庁の監視指導に関する試験問題の攻略法

問題文を、「誰が」「誰に（対して）」「何をさせる？」の3つに分けて考えると、解きやすくなります。特に、「誰に（対して）」の部分を変えて出題されることが多いです。

誰が	誰に（対して）	何をさせる？ （何ができる？）
都道府県知事や 厚生労働省など	薬局開設者・医薬品の販 売業者、薬事監視員など	報告、立入検査、 改善命令など

管理者というひっかけ問題が多いので注意！

〈立入検査等〉

✓ ［遵守事項を確認する場合の立入検査等］　法第69条第2項

都道府県知事等（薬局又は店舗販売業にあっては、その薬局又は店舗の所在地が保健所設置市又は特別区の区域にある場合においては、市長又は区長。以下、都道府県知事等）は、薬局開設者又は医薬品の販売業者が、関係する法の規定又はそれに基づく命令を遵守しているかどうかを確かめるために必要があると認めるときは、その薬局開設者又は医薬品の販売業者に対して必要な報告をさせ、又は当該職員（薬事監視員）に、その薬局開設者又は医薬品の販売業者が医薬品を業務上取り扱う場所に立ち入り、その構造設備若しくは帳簿書類等を検査させ、従業員その他の関係者に質問させることができる

まとめ

遵守事項を確認する場合の立入検査等

誰が	誰に（対して）	何をさせる？
都道府県 知事等は	✓薬局開設者・医薬品 の販売業者に対して	✓ 必要な報告をさせる
	✓薬事監視員に	✓ 店舗等に立ち入らせる
		✓ 構造設備若しくは帳簿書類等を検査させる
		✓ 従業員その他の関係者に質問させる

✓ ［無承認無許可医薬品等の疑いがある場合の立入検査等］　法第69条第6項

この他に必要があると認めるときにも、その薬局開設者又は医薬品の販売業者に対して、必要な報告をさせ、又は当該職員（薬事監視員）に、その

薬局開設者又は医薬品の販売業者が医薬品を業務上取り扱う場所に立ち入り、その構造設備若しくは帳簿書類等を検査させ、従業員その他の関係者に質問させ、無承認無許可医薬品、不良医薬品又は不正表示医薬品等の疑いのある物を、試験のため必要な最少分量に限り、収去させることができる

無承認無許可医薬品等の疑いがある場合の立入検査等

誰が	誰に（対して）	何をさせる？
都道府県知事等は	✓ 薬局開設者・医薬品の販売業者に対して	✓ 必要な報告をさせる
	✓ 薬事監視員に	✓ 店舗等に立ち入らせる
		✓ 構造設備若しくは帳簿書類等を検査させる
		✓ 従業員その他の関係者に質問させる
		✓ 無承認無許可医療品等の疑いのある物を収去させる

やさしく解説

ひっかけ問題に注意

「帳簿書類等を収去させる」は誤りです。帳簿書類等は「検査」であり、「収去」ではないため、注意が必要です。

〈罰則〉　法第87条第13号

✓ これらの行政庁の監視指導に対して、薬局開設者や医薬品の販売業者が、命ぜられた報告を怠ったり、虚偽の報告をした場合、薬事監視員による立入検査や収去を拒んだり、妨げたり、忌避した場合、また、薬剤師や登録販売者を含む従業員が、薬事監視員の質問に対して正当な理由なく答弁しなかったり、虚偽の答弁を行った場合には、「五十万円以下の罰金に処する」こととされている

行政庁による処分 ★★

〈改善命令等〉

✓　[構造設備の改善命令・施設の使用禁止処分]　法第 72 条第 4 項
都道府県知事等は、薬局開設者又は医薬品の販売業者（配置販売業者を除く）に対して、その構造設備が基準に適合せず、又はその構造設備によって不良医薬品を生じるおそれがある場合においては、その構造設備の改善を命じ、又はその改善がなされるまでの間当該施設の全部若しくは一部の使用を禁止することができる

✓　[業務体制の整備命令]　法第 72 条の 2
都道府県知事等は、薬局開設者又は医薬品の販売業者に対して、一般用医薬品の販売等を行うための業務体制が基準（体制省令）に適合しなくなった場合において、その業務体制の整備を命ずることができ、法令の遵守を確保するため措置が不十分であると認める場合においては、その改善に必要な措置を講ずべきことを命ずることができる

✓　[業務運営の改善命令]　法第 72 条の 4 第 1 項
都道府県知事等は、薬局開設者又は医薬品の販売業者に、薬事に関する法令に違反する行為があった場合において、保健衛生上の危害の発生又は拡大を防止するため必要があると認めるときは、その薬局開設者又は医薬品の販売業者に対して、その業務の運営の改善に必要な措置を採るべきことを命ずることができる

✓　[許可条件の違反に対する是正命令]　法第 72 条の 4 第 2 項
都道府県知事等は、薬局開設者又は医薬品の販売業者について、その者に当該薬局の開設又は販売業の許可の際に付された条件に違反する行為があったときは、その薬局開設者又は医薬品の販売業者に対して、その条件に対する違反を是正するために必要な措置を採るべきことを命ずることができる

✓　[管理者の変更命令]　法第 73 条
都道府県知事等は、薬局の管理者又は店舗管理者若しくは区域管理者について、その者に薬事に関する法令又はこれに基づく処分に違反する行為が

189

あったとき、又はその者が管理者として不適当であると認めるときは、その薬局開設者又は医薬品の販売業者に対して、その変更を命ずることができる

改善命令等

誰が	誰に対して	何ができる？
都道府県知事等は	✓薬局開設者・医薬品の販売業者（配置販売業者を除く）に対して	✓構造設備の改善を命じ施設の使用を禁止することができる
	✓薬局開設者・医薬品の販売業者に対して	✓業務体制の整備を命ずることができる
		✓業務の運営の改善に必要な措置を採るべきことを命ずることができる
		✓許可の際に付された条件に対する違反を是正するために必要な措置を採るべきことを命ずることができる
		✓薬局の管理者・店舗管理者・区域管理者の変更を命ずることができる

やさしく解説

構造設備の改善命令で配置販売業者が含まれないのはなぜ？

薬局や店舗販売業は店舗を持つ業態であるため、店舗の構造設備については構造設備規則に従います。構造設備規則では、店舗の面積や照明の明るさ、貯蔵・陳列設備などについて詳しく規定されています。しかし配置販売業は店舗を持たない業態であり、そもそも構造設備規則の対象外となっています。試験で狙われるポイントですので、必ず押さえましょう。

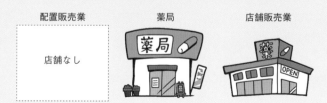

配置販売業　　　　　薬局　　　　　店舗販売業

店舗なし

〈業務停止命令等〉

✓ ［配置員の業務停止命令］　法第 74 条
都道府県知事は、配置販売業の配置員が、その業務に関し、法若しくはこれに基づく命令又はこれらに基づく処分に違反する行為があったときは、その配置販売業者に対して、期間を定めてその配置員による配置販売の業務の停止を命ずることができ、また、必要があるときは、その配置員に対しても、期間を定めてその業務の停止を命ずることができる

✓ ［許可の取り消し・業務停止命令］　法第 75 条第 1 項
都道府県知事等は、薬局開設者又は医薬品の販売業者について、薬事に関する法令又はこれに基づく処分に違反する行為があったとき、薬局開設者又は医薬品の販売業者が禁錮以上の刑に処せられるなど、その許可の基準として求めている事項に反する状態に該当するに至ったときは、その許可を取り消し、または期間を定めてその業務の全部若しくは一部の停止を命ずることができる

✓ ［緊急命令］　法第 69 条の 3
厚生労働大臣は、医薬品による保健衛生上の危害の発生又は拡大を防止するため必要があると認めるときは、薬局開設者又は医薬品の販売業者に対して、医薬品の販売又は授与を一時停止することその他保健衛生上の危害の発生又は拡大を防止するための応急措置を採るべきことを命ずることができる

まとめ

業務停止命令等

誰が	誰に	何ができる？
都道府県知事は	✓配置販売業者に対して	✓配置員による配置販売の業務の停止を命ずることができる
	✓配置員に対して	✓業務の停止を命ずることができる
都道府県知事等は	✓薬局開設者・医薬品の販売業者に対して	✓許可の取り消しを命ずることができる
		✓業務の停止を命ずることができる
厚生労働大臣は	✓薬局開設者・医薬品の販売業者に対して	✓医薬品の販売・授与の一時停止を命ずることができる
		✓保健衛生上の危害の発生又は拡大を防止するための応急措置を採るべきことを命ずることができる

〈**廃棄・回収命令等**〉　法第70条第1項・第2項

✓ 厚生労働大臣又は都道府県知事等は、医薬品を業務上取り扱う者（薬局開設者、医薬品の販売業者を含む）に対し、不正表示医薬品、不良医薬品、無承認無許可医薬品等について、廃棄、回収その他公衆衛生上の危険の発生を防止するに足りる措置を採るべきことを命ずることができる

✓ 厚生労働大臣、都道府県知事、保健所設置市の市長又は特別区の区長は、本命令を受けた者がその命令に従わないとき、又は緊急の必要があるときは、その職員（薬事監視員）に、その不正表示医薬品等を廃棄させ、若しくは回収させ、又はその他の必要な処分をさせることができる

まとめ

業務停止命令等

誰が	誰に	何ができる？
厚生労働大臣・都道府県知事等は	✓医薬品を業務上取り扱う者に対して	✓不正表示医薬品等について、廃棄・回収・公衆衛生上の危険の発生を防止するに足りる措置を採るべきことを命ずることができる
厚生労働大臣、都道府県知事、保健所設置市の市長、特別区の区長は	✓薬事監視員に	✓不正表示医薬品等の廃棄・回収・その他必要な処分をさせることができる

〈**行政庁による命令がない場合**〉　法第68条の9第1項・第2項

✓ 行政庁による命令がなくても、医薬品等の製造販売業者等が、その医薬品等の使用によって保健衛生上の危害が発生し、又は拡大するおそれがあることを知ったときは、これを防止するために廃棄、回収、販売の停止、情報の提供その他必要な措置を講じなければならない

✓ 薬局開設者又は医薬品の販売業者、薬剤師その他の医薬関係者は、医薬品等の製造販売業者等が行う必要な措置の実施に協力するよう努めなければならない

苦情相談窓口　　　　　　　　　　　　　　　　　　　　　　—

✓　薬事監視員を任命している行政庁の薬務主管課、保健所、薬事監視事務所
　　等には、薬局や医薬品の販売業の販売広告、販売方法等の一般用医薬品の
　　販売等に関して、生活者からの苦情や相談が寄せられている

✓　その苦情等の内容から、薬事に関する法令への違反、不遵守につながる情
　　報が見出された場合には、立入検査等によって事実関係を確認のうえ、問
　　題とされた薬局開設者又は医薬品の販売業者等に対して、必要な指導、処
　　分等を行っている

✓　そのような生活者からの苦情等は、（独）国民生活センター、各地区の消費
　　生活センター又は消費者団体等の民間団体にも寄せられており、それらの
　　機関、団体等では、生活者へのアドバイスのほか、必要に応じて行政庁へ
　　の通報や問題提起を行っている

✓　医薬品の販売関係の業界団体・職能団体においては、一般用医薬品の販売
　　等に関する苦情を含めた様々な相談を購入者等から受けつける窓口を設置
　　し、業界内における自主的なチェックと自浄的是正を図る取り組みもなさ
　　れている

やさしく解説

様々な苦情相談窓口

一般生活者			
	●薬務主管課 ●保健所 ●薬事監視事務所	薬局などに法令違反の 疑いがある場合 → 立入検査等 →	薬局開設者・医薬 品の販売業者等に 対する指導・処分
	●（独）国民生活センター ●消費生活センター ●消費者団体	→	●生活者へのアドバイス ●行政庁への通報・問題提起
	医薬品の販売関係の業 界団体・職能団体	→	●自主的なチェック ●自浄的是正を図る取り組み

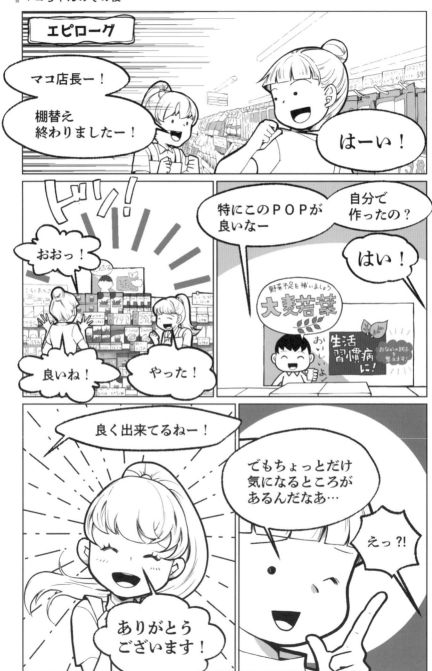

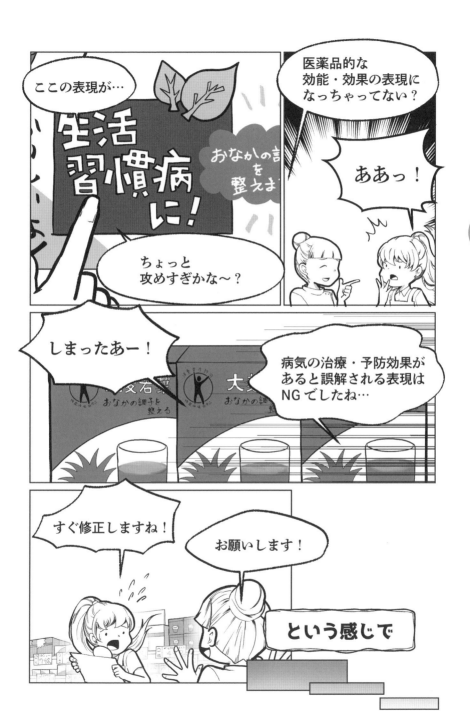

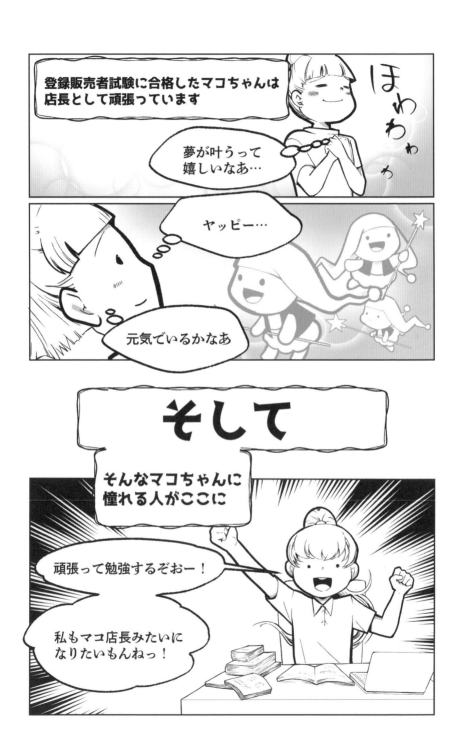

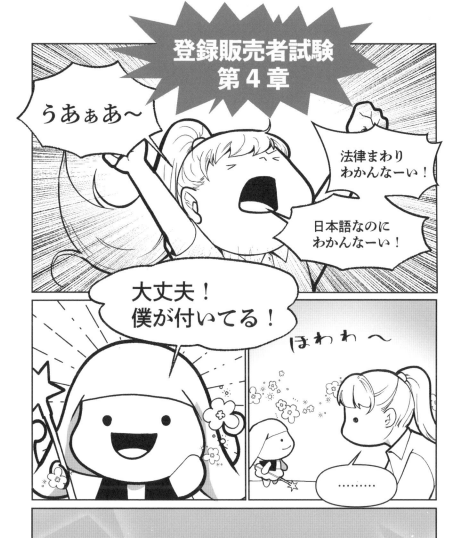

頻出項目ランキング ベスト30

2020 〜 2022 年に行われた全ブロックの登録販売者試験（出題内容が同一のものを除外して、全 26 試験について）をもとに作成しています。

順位	項目	登場回数
頻出度：★★★		
1 位	適正な販売広告（173）	134 回
2	毒薬・劇薬（41）	115
3	濫用等のおそれのある医薬品（163）	100
4	特定販売（150）	94
5	登録販売者（17）	86
6	容器・外箱等への記載事項（52）、食品の分類（78）	77
7	薬局・店舗における掲示（144）、医薬部外品（59）	76
8	不適正な販売方法（182）	71
9	薬局・店舗販売業における陳列（138）	69
頻出度：★★		
10	行政庁による処分（189）	59
11	化粧品（67）	48
12	医薬品の販売業の許可（91）	44
13	店舗販売業の管理者（店舗管理者）（105）	42
14	一般用医薬品・要指導医薬品と医療用医薬品との比較（37）	41
15	行政庁の監視指導（186）	40
16	医薬品の定義の補足（29）、医薬品医療機器等法の目的（13）	39
17	薬局医薬品、要指導医薬品、第一類医薬品の販売記録の保存（124）、生物由来製品（44）	36

（　）内は掲載ページ

MEMO

著者プロフィール

村松早織（むらまつ・さおり）
株式会社東京マキア代表取締役、薬剤師

　神奈川県横浜市生まれ。2008年に名城大学薬学部を卒業後、医療用医薬品卸売企業、大小のドラッグストアでの勤務を経て、2016年に株式会社東京マキアを立ち上げる。現在は、登録販売者や受験生向けの講義を中心に事業を展開中。TwitterやYouTube（やっけんちゃんねる）などのSNSでは、延べ1.8万人を超えるフォロワーに向けて、OTC医薬品についての情報発信を行う。好きな言葉は「山椒は小粒でもぴりりと辛い」。大の漫画好きで、特に『ジョジョの奇妙な冒険』（荒木飛呂彦、集英社）は人生のバイブルである。たまに作曲も行い、受験生のために作った「アスピリン」という歌はYouTubeで2万回以上再生されている。ニックネームは「ムラマツコ」。著書に『これで完成！ 登録販売者 全国過去問題集 2023年度版』（KADOKAWA）、『医薬品暗記帳　医薬品登録販売者試験絶対合格！「試験問題作成に関する手引き　第3章」徹底攻略』（金芳堂）、『やさしくわかる！　登録販売者1年目の教科書』（ナツメ社）がある。

※注：薬剤師の資格検索をする際は、「中野渡」の姓でご確認いただけます。

油沼（あぶらぬま）
漫画家

　大阪府出身。医療マンガ大賞2019受賞。デビュー作『マンガでわかる薬剤師』『クスリとリスクと薬剤師』など、薬剤師・医療業界を描いた漫画をメインに活動中。医療サイトm3で薬剤師向け漫画を連載中。Twitter：@ minddive_ 9

謝辞
本書の制作にあたり、イラストを描いてくださった登歌さん（Twitter：@ touhan_song）に御礼申し上げます。

薬機法暗記帳　医薬品登録販売者試験絶対合格！
「試験問題作成に関する手引き　第4章」
マンガとやさしく言い換えでよくわかる！

2023年 5 月30日　第 1 版 第 1 刷 ©

著　者	村松早織　MURAMATSU, Saori
発行者	宇山閑文
発行所	株式会社金芳堂

〒606－8425 京都市左京区鹿ケ谷西寺ノ前町34番地
振替　01030－1－15605
電話　075－751－1111　（代）
https://www.kinpodo-pub.co.jp/

組版・装丁	HON DESIGN
印刷・製本	シナノ図書印刷株式会社

落丁・乱丁本は直接小社へお送りください．お取替え致します．

Printed in Japan
ISBN978-4-7653-1958-4